沃米教育
WOMI EDUCATION

新大纲 全拆解

卫生资格考试主管护师辅导丛书

主管护师

必背关键词

主　编　沃米医学药师编写组｜严江韵

速查！速记！速学！

考场抢分

背多分

哈爾濱工業大學出版社
HARBIN INSTITUTE OF TECHNOLOGY PRESS
HITP

图书在版编目(CIP)数据

主管护师必背关键词/沃米医学护考编写组主编.
哈尔滨 :哈尔滨工业大学出版社，2025.7.--(卫生资格考试主管护师辅导丛书)--ISBN 978-7-5767-1804-1

Ⅰ.R47

中国国家版本馆CIP数据核字第2025JE6080号

主管护师必背关键词

ZHUGUAN HUSHI BIBEI GUANJIANCI

策划编辑　李艳文　范业婷
责任编辑　李佳莹
出版发行　哈尔滨工业大学出版社
社　　址　哈尔滨市南岗区复华四道街10号　邮编 150006
传　　真　0451-86414749
网　　址　http://hitpress. hit. edu. cn
印　　刷　天津市蓟县宏图印务有限公司
开　　本　880 毫米 × 1 230 毫米　1/32　印张 5.5　字数 164千字
版　　次　2025 年 7 月第 1 版　2025 年 7 月第 1 次印刷
书　　号　ISBN 978-7-5767-1804-1
定　　价　99.00元

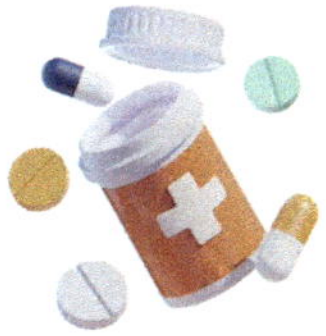

前言

在紧张备战主管护师考试的日子里，如何在有限时间内掌握大量知识点、锁定高频考题、实现精准提分，是每一位护理人最迫切的需求。为此，我们倾力打造了本书，它不仅是一册考点宝典，更是一把通向高分的智能钥匙。

本书突破传统教辅堆叠式讲解的瓶颈，使用“三步智取法”学习体系，从记忆方法、答题技巧到考点定位，实现全面提效：

口诀记忆法——将 130 多个核心考点凝练为近 40 组原创口诀，朗朗上口，帮助考生“听得懂、记得牢、用得出”。

秒选答案——通过 10 年真题大数据提炼 12 大类高频题眼，构建“首选药物 - 检查方法 - 疾病特征”三维速查模型，让考生快速锁定正确答案。

题眼关键词矩阵——总结近 900 个关键词爆破点，搭配题库小程序实时检测复习效果，实现考点的精准击破与记忆闭环。

爱刷题

我们还贴心配套了名师视频解析、在线模拟测评及母题训练系统，真正实现“扫→学→测→记”的高效学习闭环。各位考生的每一次翻阅、每一次练习，都是向通关迈进的一大步。

愿本书成为各位考生在冲刺主管护师之路上最值得信赖的搭档，让考生看得见进步，抓得住分数，赢在关键 30 天！

护理学常用缩写

AA	再生障碍性贫血
ac	饭前
AD	阿尔茨海默症
AFP	血清甲胎蛋白
AIDS	艾滋病
ALL	急性淋巴细胞白血病
AMI	急性心肌梗死
AP	急性胰腺炎
ARDS	急性呼吸窘迫综合征
ARF	急性肾衰竭
bid	每日两次
biw	每周两次
BP	血压
CAP	社区获得性肺炎
CCU	心脏重症监护病房
CD	克罗恩病
CGN	慢性肾小球肾炎
CML	慢性粒细胞白血病
COPD	慢性阻塞性肺疾病
Cr	肌酐
CRF	慢性肾衰竭
CT	计算机断层扫描
CVP	中心静脉压
dc	停止
DIC	弥散性血管内凝血
DKA	糖尿病酮症酸中毒
DM	糖尿病
DU	十二指肠溃疡
ECG	心电图

EDC	预产期
EPO	促红细胞生成素
ERCP	逆行胰胆管造影
GS	葡萄糖溶液
gtt	滴
Graves 病	毒性弥漫性甲状腺肿
GU	胃溃疡
H	皮下注射
Hb	血红蛋白
HCG	人绒毛膜促性腺激素
HCM	肥厚性心肌病
HDL	高密度脂蛋白
HIV	获得性免疫缺陷综合征
Hoffmann 征	霍夫曼征
Hp	幽门螺杆菌
HPV	人乳头瘤病毒
HR	心率
hs	睡前
ICH	脑出血
ICU	重症监护病房
ID	皮内注射
IDA	缺铁性贫血
im	肌内注射
ITP	特发性血小板减少性紫癜
iv	静脉注射
ivgtt	静脉滴注
LDL	低密度脂蛋白
LMP	末次月经
MAP	平均动脉压

mPAP	平均肺动脉压
MRI	核磁共振成像
NS	肾病综合征
OGTT	口服葡萄糖耐量试验
P	脉搏
$PaCO_2$	动脉二氧化碳分压
PaO_2	动脉血氧分压
PAWP	肺动脉楔压
pc	饭后
PCWP	肺毛细血管楔压
PEEP	呼气终末正压
PLT	血小板
po	口服
PH	肺动脉高压
PTC	经皮肝穿刺胆管造影
PU	消化性溃疡
qh	每小时一次
qid	每日四次

R	呼吸
RA	类风湿性关节炎
RBC	红细胞
RF	类风湿因子
RR	呼吸频率
SCD	心脏性猝死
SLE	系统性红斑狼疮
sos	必要时
SpO_2	血氧饱和度
st	立即
T	体温
TAT	破伤风
Th	甲状腺激素
TIA	短暂性脑缺血发作
tsh	促甲状腺激素
tid	每日三次
VDH	心脏瓣膜病
WBC	白细胞

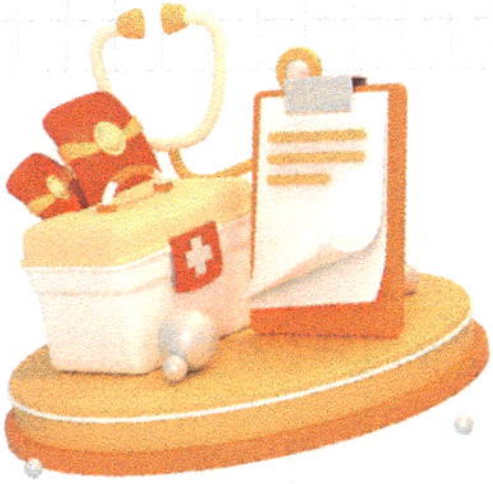

目录

第一部分 口诀记忆法

第一篇 内科护理学

第二篇　外科护理学

第三篇 妇产科护理学

第四篇 儿科护理学

第五篇 相关专业知识

第二部分　秒选答案

首选药

特殊疾病类首选药及考点

检查首选类

常见病原体类

第三部分 题眼 / 关键词

01 第一部分 口诀记忆法

第一篇 内科护理学

考点 1 支气管哮喘的参与细胞

【知识点】支气管哮喘是由多种细胞（嗜酸性粒细胞、肥大细胞、T淋巴细胞、中性粒细胞、呼吸道上皮细胞等）和细胞组分参与的呼吸慢性炎症性疾病。

【口诀】酸菜肥肉，能提中气。

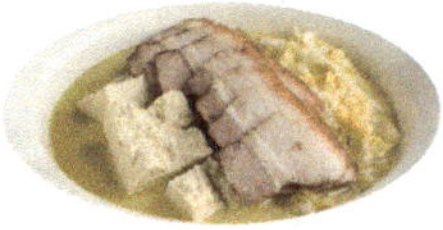

考点 2 支气管哮喘的用药

【知识点】

沙丁胺醇、特布他林	控制哮喘急性发作的首选药
糖皮质激素	当前防治哮喘最有效的抗炎药
氨茶碱	扩张支气管，解痉平喘的药
色甘酸钠	预防过敏原及运动引起的哮喘

【口诀】沙特控症，抗炎吃糖，解喘喝茶，预防色酸。

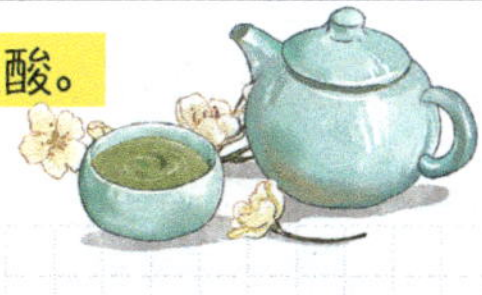

考点 3 不同类型肺炎的用药

【知识点】

肺炎链球菌肺炎	青霉素或阿莫西林
金黄色葡萄球菌肺炎	甲氧西林或万古霉素
支原体肺炎	大环内酯类，如红霉素
军团菌肺炎	大环内酯类，如红霉素
肺炎克雷伯菌肺炎	广谱抗生素，联合用药

【口诀】支援红团送万两黄金。

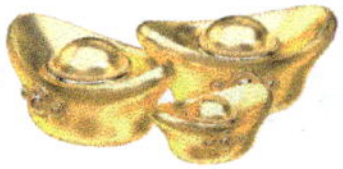

考点 4 痰液特殊性状的巧记

【知识点】

痰液性状	疾病
铁锈色痰	肺炎链球菌肺炎
巧克力色痰	阿米巴肺脓肿
粉红色泡沫痰	急性肺水肿
黄绿色脓痰	感染（金黄色葡萄球菌、铜绿假单胞菌）
砖红色胶冻样痰	肺炎克雷伯菌肺炎
痰有恶臭味	厌氧菌感染
分层痰	支气管扩张、肺脓肿

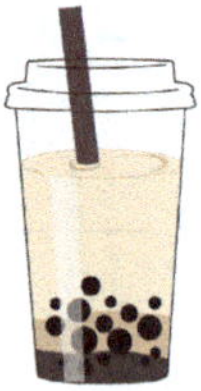

【口诀】铁链子、克雷伯伯去搬砖、珍珠奶茶（分层现象）。

考点 5 肺结核化疗的原则

【知识点】化疗原则：早期、联合、适量、规律和全程治疗。

【口诀】早联适规劝。

考点 6　肺结核化疗药物的不良反应

【知识点】

一周	异烟肼→周围神经炎
以后	乙胺丁醇→球后视神经炎
练听力	链霉素→听神经损害
利肝	利福平→肝功能损害
安胃肠	吡嗪酰胺→胃肠道不适

【口诀】一周以后练听力，利肝安胃肠。

考点 7　肺癌的病理类型

【知识点】

(1) 鳞状细胞癌（鳞癌）：大多数为男性患者，常为中心型；生长速度缓慢，病程较长，对放射和化学药物治疗较敏感，通常先经淋巴转移，血行转移发生较晚。

(2) 腺癌：女性多见，多为周围型，生长较慢。

【口诀】男子爱钓鱼，女子织毛线。

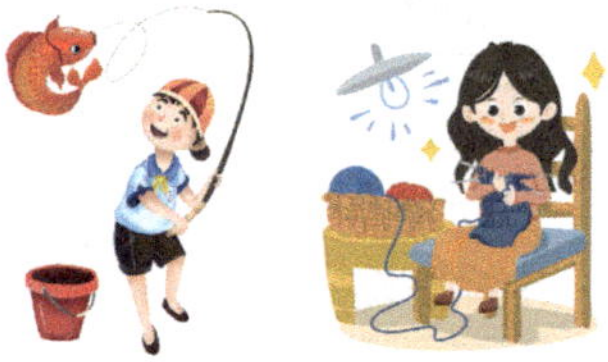

考点 8　恶性肿瘤的确诊方法

【知识点】

支气管肺癌→纤维支气管镜。

胃癌→胃镜。

大肠癌→直肠镜。

食管癌→食管镜。

膀胱癌→膀胱镜。

对于恶性肿瘤，只要为空腔脏器，一般和外界相通，确诊方法均选内镜。

考点 9　一次放液体的量

【知识点】

①心包穿刺放液时，一次放液量不超过 200 mL。

②对于羊水过多的患者，一次放羊水量不超过 1 500 mL。

③对于肝硬化腹水的患者，一次放腹水量为 4 000 ~ 6 000 mL，最多不超过 10 000 mL。

④对于尿潴留的患者，一次放尿量不超过 1 000 mL。

⑤对于胸腔积液、积气的患者，一次放液量、放气量均不超过 1 000 mL。

考点 10　循环系统解剖生理

【知识点】心脏的瓣膜位置。

瓣膜	位置
二尖瓣	左心房与左心室之间
三尖瓣	右心房与右心室之间
主动脉瓣	左心室与主动脉之间
肺动脉瓣	右心室与肺动脉之间

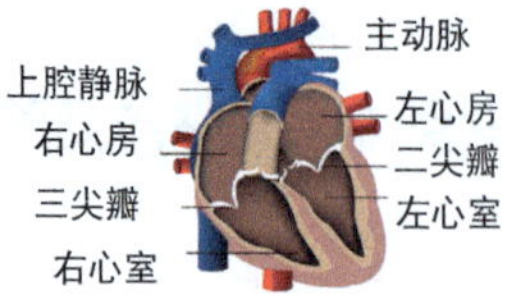

【口诀】左二右三、上房下室（地下室）。

考点 11　心脏的传导系统

【知识点】心脏的传导系统包括：窦房结、结间束、房室结、希氏束、左右束支及其分支和浦肯野纤维网，其中窦房结自律性最高。

【口诀】都结束了，左右不肯回家。

考点 12　抗心律失常药

【知识点 1】只用于室性心律失常→利多卡因。

只用于室上性心律失常→Ca 通道阻滞剂（维拉帕米、地尔硫卓）、β 受体阻滞剂（普萘洛尔）。

【口诀 1】事出有因、上维。

【知识点 2】①使心率↑：阿托品、异丙肾腺素。

②使心率↓：利多卡因、美西律、β 受体阻滞剂（普萘洛尔）、普罗帕酮（心律平）、胺碘酮（可达龙）、维拉帕米。

【口诀 2】心率慢，找阿姨；心率快，阻止你。

考点 13　房颤与室颤

【知识点】房颤→同步电复律；室颤→非同步电复律。

【口诀】同房是非；同房不同室。

考点 14　前负荷与后负荷

【知识点】

容量负荷（前负荷）	见于二尖瓣、主动脉瓣关闭不全，房间隔、室间隔缺损，动脉导管未闭，甲状腺功能亢进症，慢性贫血等
压力负荷（后负荷）	见于高血压、肺动脉高压、主动脉瓣狭窄、肺动脉瓣狭窄等

【口诀】前负荷：两不全、两缺损；后负荷：两高压、两狭窄。

考点 15　急性左心衰竭的治疗原则

【知识点】

坐	端坐位，双腿下垂
马	给予吗啡（3 ~ 5 mg）镇静
离	使用利尿剂
西	乙醇（20% ~ 30%）湿化吸氧
接	四肢结扎
小	使用硝普钠扩张血管
羊	快速使用洋地黄类药物

【口诀】坐马离西接小羊。

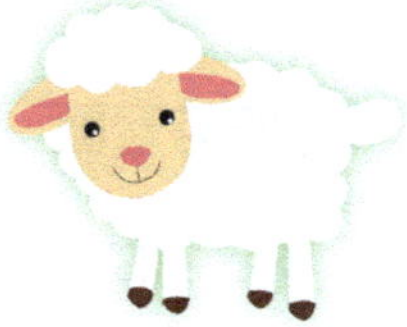

考点 16　洋地黄类药物的禁忌证

【知识点】

急	急性心肌梗死 24 h 之内
死	严重的房室传导阻滞
肥	肥厚型心肌病
鱼	预激综合征

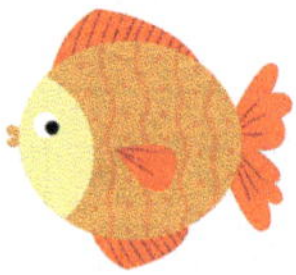

【口诀】急死的肥鱼不能吃。

考点 17　房室传导阻滞

【知识点 + 口诀】

一度	PR 间期大于 0.20 s
二度Ⅰ型	PR 间期进行性延长，直至 QRS 波群脱落
二度Ⅱ型	PR 间期恒定不变，可正常也可延长
三度	PP 间期相等，RR 间期相等

考点 18　急性心肌梗死

【知识点 1】 临床表现

①疼痛：为最早、最突出的症状，休息和含服硝酸甘油无效。

②全身症状：发热，一般体温在 38 ℃左右，多在 1 周内恢复正常。

③心源性休克：一般于心肌梗死后 1 周发生。

④心律失常：是急性心肌梗死病人死亡的主要原因。

【口诀 1】 疼痛发热过速心，恶心呕吐失常心，低压休克衰竭心。

【知识点 2】 心电图

①心肌缺血：T 波改变（倒置）。

②心肌损伤：ST 段弓背上抬。

③心肌坏死：病理性 Q 波。

【口诀 2】 心梗 T 倒 ST 变，急性异 Q 要出现。

考点 19 心脏瓣膜病

【知识点】

二尖瓣狭窄	心尖部舒张期隆隆样杂音
二尖瓣关闭不全	心尖部全收缩期粗糙吹风样杂音
主动脉瓣狭窄	收缩期响亮、粗糙吹风样杂音（喷射性杂音）
主动脉瓣关闭不全	舒张期叹气样杂音

【口诀】二狭洗澡用舒蕾；两拳收风；煮虾收汁要喷火；主动出击最舒坦。

考点 20 高血压的用药原则

小	药物剂量一般从小剂量开始逐渐增加
个	遵循个体化给药
长	一旦确诊，需要终身治疗
脸	可采取联合给药的方法以增强药物的协同作用

【口诀】小个长脸。

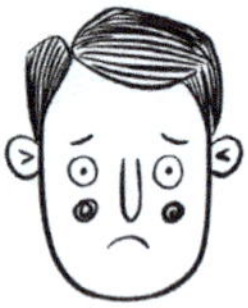

考点 21 病毒性心肌炎的病因

【知识点】

由病毒感染引起的心肌局限性或弥漫性炎症性病变，青壮年多见。柯萨奇病毒 A、柯萨奇病毒 B、埃可（ECHO）病毒、脊髓灰质炎病毒为常见导致心肌炎的病毒，其中以柯萨奇病毒 B 最多见。

【口诀】科比的心死了。

考点 22　胃壁细胞

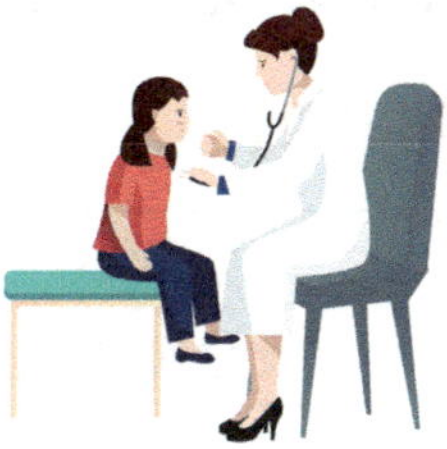

【知识点】

主细胞→胃蛋白酶原

壁细胞→盐酸 + 内因子

黏液细胞→碱性黏液

【口诀】煮蛋，手臂很酸，每年体检。

考点 23　门静脉高压的临床表现

【知识点】

①脾大，脾功能亢进（首发症状）。

②侧支循环建立与开发。

③腹水（最突出）。

【口诀】大水冲厕所。

考点 24　肝性脑病的临床分期

【知识点】

一期（前驱期）：性格改变，行为失常。

二期（昏迷前期）：意识错乱，睡眠障碍。

三期（昏睡期）：意识错乱，昏睡状态。

四期（昏迷期）：不能唤醒，意识丧失。

考点 25　上消化道出血

【知识点】

症状	一次出血量
大便隐血试验呈阳性	出血量大于 5 mL
黑便	出血量为 50 ~ 70 mL
呕血	胃内出血量为 250 ~ 300 mL
不引起全身症状	出血量小于 400 mL
出现急性周围循环衰竭的表现，重者引起失血性休克	出血量大于 1 000 mL

考点 26　尿液的细胞管型

【知识点】

红细胞管型：急性肾小球肾炎。

白细胞管型：肾盂肾炎。

蜡样管型：肾衰竭。

【口诀】红球白鱼蜡样衰。

考点 27　小儿急性肾小球肾炎的护理措施

【知识点】

小儿急性肾小球肾炎的患者要注意休息：

①红细胞沉降率（简称血沉）恢复正常，可以上学，但仍然要避免体育活动。

② Addis 计数（爱迪计数）正常后，可以运动，恢复正常生活。

【口诀】沉下心好好学习；穿着 adidas（阿迪达斯）去运动。

考点 28　慢性肾小球肾炎的临床表现

【知识点】

①蛋白尿：是本病必有的表现，尿蛋白量常为 1 ~ 3 g/d。

②血尿：镜下血尿。

③水肿：常见眼睑部水肿。

④高血压：可为轻度，或持续的中度以上的高血压。

⑤肾功能损害（呈慢性渐进性）。

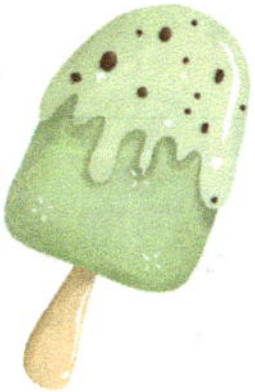

【口诀】淡水雪糕。

考点 29　肾病综合征的临床表现

【知识点】

①大量蛋白尿（尿蛋白定量大于 3.5 g/d）。↑

②低蛋白血症（血浆白蛋白小于 30 g/L）。↓

③高脂血症：血脂含量增高。↑

④水肿：水肿往往是肾病综合征病人最常见的体征。↑

【口诀】三高一低。

考点 30　各种贫血的细胞形态

【知识点】

缺铁性贫血：小细胞低色素性贫血。

巨幼细胞性贫血：大细胞性贫血。

再生障碍性贫血：正细胞正色素性贫血（急性失血性贫血、溶血性贫血）。

【口诀】铁珠小，巨幼大，再障急失溶血正。

考点 31　各种血液疾病的治疗

【知识点】

急性再生障碍性贫血：免疫抑制剂。

慢性再生障碍性贫血：雄激素。

特发性血小板减少性紫癜：糖皮质激素。

【口诀】急性免疫，再振雄风，减少激素。

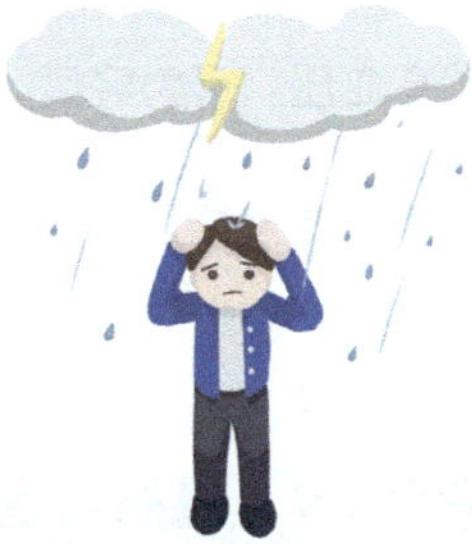

考点 32　白血病的分型

【知识点】

小儿最常见的类型：急性淋巴细胞白血病。

成年人最常见的类型：急性非淋巴细胞白血病或急性髓细胞白血病。

【口诀】小孩爱淋雨，成人随份子。

考点 33　白血病化疗药物的不良反应

【知识点】

长春新碱→末梢神经炎。

柔红霉素→心脏毒性。

环磷酰胺→出血性膀胱炎。

甲氨蝶呤→口腔溃疡。

【口诀】肠炎、红心、鲜血、盔甲。

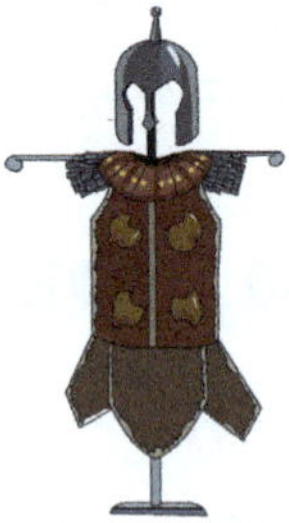

考点 34　糖尿病治疗的口诀

【知识点】

二甲双胍：适用于症状轻，体形肥胖的 2 型糖尿病。

磺脲类药：适用于轻中度 2 型糖尿病、尚有一定残存胰岛功能者。

阿卡波糖：降低餐后血糖，与第一口主食同时嚼服。

格列奈类：年龄大者常选择。

【口诀】胖子吃瓜；瘦子磺脲；餐后吃糖；老人喝奶。

考点 35　瞳孔的变化

【知识点】

正常瞳孔：2 ～ 5 mm；瞳孔缩小：小于 2 mm；瞳孔扩大：大于 5 mm；针尖样瞳孔：小于 1 mm。

双侧瞳孔缩小常见于有机磷农药中毒、氯丙嗪中毒、吗啡中毒。

双侧瞳孔变大常见于颅内压增高、颅脑损伤、阿托品中毒、颠茄类药物中毒。

【口诀】小瞳有绿码，大的电磁炉。

考点 36　阿托品化的考点

【知识点】

瞳孔较前扩大、颜面潮红、口干、皮肤干燥、肺部啰音减少或消失、心率加快等。当患者出现阿托品化，应减少阿托品使用剂量或停药。

【口诀】

一大（瞳孔扩大），

二干（口干、皮肤干），

三红（面部潮红），

四快（心率加快），

五消失（肺部啰音消失）。

考点 37　流行性出血热的相关考点

【知识点】

病原体：汉坦病毒。

传染源：鼠类是主要的传染源。

三痛：头痛、腰痛、眼眶痛。

三红：面红、颈红、胸部红。

【口诀】 出汗的老鼠；三痛三红。

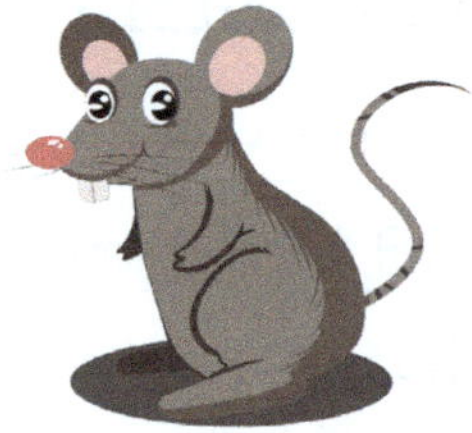

考点 38　肌力的分级

【知识点】

用于评估是否瘫痪，按 0 ~ 5 级划分：

0 级	完全瘫痪
1 级	肌肉可收缩，但不能产生动作
2 级	肢体能在床上移动，但不能抵抗自身重力，不能抬起
3 级	肢体能抵抗重力，离开床面，但不能抵抗阻力
4 级	肢体能做抗阻力动作，但未达到正常肌力
5 级	正常肌力

【口诀】 一不动，二不抬，三不阻，四抗阻，五正常。

考点 39　癫痫的用药

【知识点】

癫痫大发作→苯妥英钠。

癫痫小发作→乙琥胺。

癫痫大发作 + 小发作→丙戊酸钠。

癫痫持续状态→地西泮。

新生儿癫痫→苯巴比妥钠。

【口诀】大苯小乙丙全能（或大英雄，小老虎）；芭比娃娃。

考点 40　帕金森病的临床表现

【知识点】

①首发症状：动作不灵活和静止性震颤。

②运动迟缓：随意运动减少、减慢。

③肌强直：面肌强直时表情和瞬目减少，出现“面具脸”。

④体位不稳：行走时步距缩短，碎步，人往前冲，呈“慌张步态”。

【口诀】运动迟缓，面具脸；抖僵拖布，转身难。

第二篇　外科护理学

考点 1　酸碱平衡失调

【知识点】

①代谢性酸中毒：碱性物质丢失过多，如腹泻、各种消化道瘘；

酸性物质摄入过多，如大量输入库存血（高钾）。

②代谢性碱中毒：胃酸丢失过多，如呕吐（低钾）。

【口诀】拉酸吐碱；高钾酸、低钾碱。

③呼吸性酸中毒：换气不足，CO_2 多了。

④呼吸性碱中毒：潮气量过大，过度通气，CO_2 少了。

【口诀】CO_2 多了，酸中毒；CO_2 少了，碱中毒。

考点 2　低钾血症的治疗原则

【知识点】

①见尿补钾：尿量在 40 mL/h 以上补钾。

②浓度不宜过高：不超过 0.3%。

③速度不可过快：不超过 1.5 g/h，成年人静脉滴注不超过 60 滴 /min。

④总量不可过大：不超过 3 ~ 6 g/d。严重缺钾者，不宜超过 8 g/d。

⑤不宜静脉推钾。

【口诀】“四不一见”，即不宜过浓、不宜过快、不宜过多、不宜静推，见尿补钾。

考点 3　高钾血症的治疗原则

【知识点】

①禁钾：禁用一切含钾药物及食物。

②抗钾：应用 10% 葡萄糖酸钙。

③转钾：

◆碱化细胞外液，乳酸钠或碳酸氢钠溶液缓慢滴注，使钾转入细胞内。

◆葡萄糖 + 胰岛素促进糖原合成，使钾转入细胞内。

④排钾：应用降钾树脂（聚磺苯乙烯）口服或灌肠。

⑤透析疗法：最有效。

【口诀】禁、抗、转、排、透。

考点 4　中心静脉压的相关考点

【知识点】

中心静脉压的正常值：5 ~ 12 cmH_2O（1 cmH_2O ≈ 0.098 kPa）。

过高：心功能不全所致（高不全）。

过低：血容量不足所致（低不足）。

【口诀】高不全，低不足。

考点 5　补液的口诀

【知识点】

①高渗性脱水：补 5% 葡萄糖溶液。

②低渗性脱水：轻度补等渗盐水，重度补高渗盐水。

③等渗性脱水：补平衡液及等渗盐水。

【口诀】高糖、低盐、等平衡。

考点 6　烧伤面积的计算

【口诀】

三三三（头、面、颈各占 3%），

五六七（双手 5%、双前臂 6%、双上臂 7%），

前后十三会阴一（前躯干 13%、后躯干 13%、会阴部 1%），

屁股是五双足七（双臀 5%、双足 7%），

小腿十三大二一（双小腿 13%、双大腿 21%）。

考点 7　烧伤分度的简化记忆

【知识点】

疼而无疱：Ⅰ度。

疼而有疱：Ⅱ度。

感觉敏感：浅Ⅱ度。

感觉迟钝：深Ⅱ度。

也不疼，也无疱，结焦痂：Ⅲ度。

考点 8　外科伤口的拆线时间

【知识点】

头、颈、面：4～5 d。

下腹会阴：6～7 d。

胸、上腹、背、臀：7～9 d。

四肢：10～12 d。

减张缝合：14 d。

考点 9　常见肿瘤标志物的总结

【知识点】

肝癌→AFP。

结肠癌→CEA。

前列腺癌→PSA。

浸润性葡萄胎→hCG。

胰腺癌→CA19-9。

考点 10　甲状腺术后并发症

【知识点】

喉上神经内支损伤→饮水呛咳，外支损伤→声调降低。

喉返神经单侧损伤→声音嘶哑，双侧损伤→失声甚至窒息。

【口诀】喉上神经：内呛外低。

喉返神经：单嘶双失（反思）。

考点 11 乳腺癌的临床表现

【知识点】

①酒窝征：癌肿侵及乳房悬韧带（Cooper 韧带），可使其缩短而致癌肿表面皮肤凹陷。

②橘皮样改变：皮内和皮下淋巴管被癌细胞阻塞而引起淋巴回流障碍——真皮水肿。

【口诀】酒窝很酷，水淋橘子。

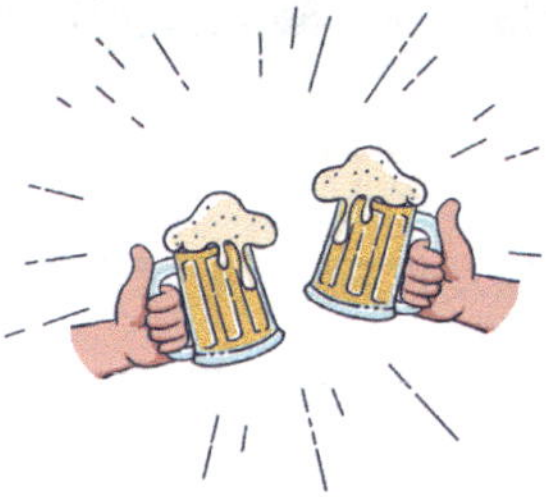

考点 12 乳腺癌术后功能锻炼

【知识点】

①术后 24 h——活动手部及腕部。

②术后 3 ~ 5 d——活动肘部。

③术后 1 周——活动肩部、做手指爬墙运动（幅度逐渐递增），直至患侧手指能高举过头、自行梳理头发。

【注意】患肢负重不宜过大或过久。

【口诀】一动手，三动肘，七动肩，十爬墙。

考点 13 腹外疝的相关考点

【知识点】

①最容易发生嵌顿性的疝：股疝。

②不容易发生嵌顿性的疝：直疝、切口疝、脐疝。

【口诀】 直切脐橙。

③疝囊颈在腹壁下动脉的内侧：直疝。

④疝囊颈在腹壁下动脉的外侧：斜疝。

【口诀】 内直外斜。

考点 14 腹膜炎的病因

【知识点】

①原发性腹膜炎最常见的致病菌：溶血性链球菌。

②继发性腹膜炎最常见的致病菌：大肠埃希菌。

【口诀】 原溶继。

考点 15 腹部损伤的相关考点

【知识点】

①左边脾脏，右边肝胆。

②腹部内脏中最容易损伤的脏器：脾。

③对腹膜刺激性最强的内容物：胃十二指肠液。

④腹膜刺激征不明显的腹腔脏器损伤：脾破裂。

⑤诊断肝脾破裂首选的检查方法：B 超。

考点 16　胃大部切除术后的并发症——术后梗阻

梗阻类别	情况
输入袢梗阻	急性完全性输入袢梗阻：呕吐物不含胆汁
	慢性不完全性梗阻：呕吐物含有胆汁
吻合口梗阻	呕吐物为食物，不含胆汁
输出袢梗阻	上腹饱胀，呕吐食物和胆汁

考点 17　胃癌的相关考点

【知识点】

①胃癌的好发部位：胃窦部。

②胃癌最常见的组织学分型：腺癌。

③胃癌的主要转移途径：淋巴转移。

④胃癌晚期最常见的转移器官：肝脏。

⑤胃癌早期的诊断方法：纤维胃镜。

考点 18　内痔的分度

【知识点】

分度	临床表现	考点巧记
Ⅰ度	排便时无痛性出血，痔块未脱出肛门外	一不脱（出）
Ⅱ度	排便时痔块脱出，排便后自行回纳	二自行（回纳）
Ⅲ度	痔块不能自行回纳，需用手送回	三用手（送回）
Ⅳ度	痔块长期脱出肛门外，或回纳后又脱出	四长期（脱出）

考点 19　门静脉高压的 4 条侧支

【知识点】

①食管–胃底交通支——最有外科意义。

②直肠下端、肛管交通支。

③前腹壁交通支。

④腹膜后交通支。

【口诀】 一上一下，一前一后。

考点 20　原发性肝癌的癌旁综合征

【知识点】

低血糖、红细胞增多症、高胆固醇血症及高钙血症。

【口诀】 低糖钙红唇。

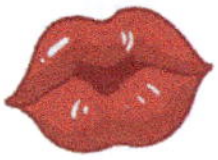

考点 21　静脉瓣膜功能试验

【知识点】

①曲氏试验Ⅰ：绑大腿根部、松开——大隐静脉。

②曲氏试验Ⅱ：绑大腿根部、不松开——交通静脉。

③波氏试验：绑大腿中部——深静脉。

【口诀】 一大二交波氏深。

考点 22　肢体抬高试验（Buerger 试验）和直腿抬高试验

【知识点】

①肢体抬高试验：患者平卧，患肢抬高 45°，3 min 后观察足部颜色变化，

然后让患者坐起来，下肢自然下垂于床边。【诊断：血栓闭塞性脉管炎】

②直腿抬高试验：患者平卧，患侧下肢伸直，被动抬高，当抬高至 60°以内即出现放射痛。【诊断：腰椎间盘突出症】

考点 23 颅脑损伤的相关考点

【知识点】

①脑震荡——逆行性的健忘。

②硬脑膜外血肿——中间清醒期。

【口诀】到外面吹吹风，才能清醒清醒。

考点 24 格拉斯哥昏迷计分法

【知识点】

睁眼反应	计分	言语反应	计分	运动反应	计分
主动睁眼	4	回答正确	5	遵医嘱活动	6
呼唤睁眼	3	回答错误	4	刺痛定位	5
刺痛睁眼	2	语无伦次	3	躲避刺痛	4
不能睁眼	1	只能发声	2	刺痛肢屈	3
		不能发声	1	刺痛肢伸	2
				不能活动	1

【口诀】5 位客人 4 朵花，3 人去了剩 2 人。

考点 25 胸部损伤的处理

【知识点】

①多根多处肋骨骨折→加压包扎。

②开放性气胸→封闭伤口。

③张力性气胸→穿刺排气。

考点 26　食管癌的病理分型

【知识点】

①髓质型：约占 60%，恶性程度高。

②蕈伞型：约占 15%。

③溃疡型：约占 10%。

④缩窄型：最易梗阻。

⑤腔内型：较少见。

【口诀】 阳伞虽窄，内避风雨。

考点 27　尿三杯试验

【知识点】

①初始血尿：病变在前尿道。

②终末血尿：病变在膀胱颈部、三角区或后尿道。

③全程血尿：病变在膀胱或其以上部位（结核除外）。

考点 28　泌尿系统损伤

【知识点】

①会阴部骑跨伤——引起尿道球部损伤（在前尿道）。

②骨盆骨折——引起膜部尿道撕裂或撕断（在后尿道）。

【口诀】 前骑球，后骨膜。

考点 29 骨折的分类

【知识点】

①稳定性骨折：骨折端不易移位或复位后不易再移位的骨折，如不完全性骨折、横形骨折、嵌插骨折等。

②不稳定性骨折：骨折端易移位或复位后易再移位的骨折，如斜形骨折、螺旋形骨折、粉碎性骨折等。

【口诀】斜螺睡不稳。

考点 30 骨折的并发症

早期并发症——“2、2、3”。

2——易记：感染、休克。

2——综合征：脂肪栓塞综合征、骨筋膜室综合征。

3——损伤：血管、神经、内脏。

骨折晚期并发症——“2、2、3”。

2——关节：关节僵硬、关节炎。

2——肌肉：肌炎、肌挛缩。

3——骨头：愈合障碍、畸形愈合、骨坏死。

考点 31 骨折与关节脱位

【知识点】

①骨折专有体征：畸形、假关节活动（异常活动）、骨擦音或骨擦感。

②关节脱位特征表现：畸形、弹性固定、关节盂空虚。

考点 32　关节脱位的病因

【知识点】

①创伤性：最常见。

②先天性脱位：胚胎发育异常，导致骨关节结构缺陷。

③病理性：骨关节患某种疾病，如骨关节结核、骨肿瘤等。

④习惯性：创伤性脱位破坏了关节囊、韧带，使关节松弛。

【口诀】上天管理。

考点 33　关节结核的辅助检查

【知识点】

腰椎结核→拾物试验（+）。

髋关节结核→4字试验（+）、托马斯试验（+）。

【口诀】拾物需得先弯腰，拓宽四路向前进。

考点 34　颈椎病的分型

①神经根型颈椎病：最常见，上肢麻木、放射痛。

②脊髓型颈椎病：最严重，有踩棉花样感觉。

③椎动脉型颈椎病：最突然，眩晕。

④交感神经型颈椎病：症状最多。

考点 35：骨肿瘤的相关考点

①骨软骨瘤：鹿角状突起、带蒂突起。

②骨巨细胞瘤：肥皂泡样改变。

③尤文肉瘤：葱皮样改变。

④骨肉瘤：出血骨膜三角（Codman 三角）、日光射线现象。

第三篇 妇产科护理学

考点 1 子宫韧带

【知识点】

名称	功能
圆韧带	维持子宫前倾
阔韧带	保持子宫位于盆腔正中央
主韧带	固定宫颈，保持子宫不下垂
宫骶韧带	间接维持子宫前倾

【口诀】前圆、正阔、主下垂、宫间。

考点 2 骨盆平面

【知识点】

①入口平面：前、后径为 11 cm，横径为 13 cm，斜径为 12.75 cm。

②中骨盆平面：前、后径为 11.5 cm，横径为 10 cm。

③出口平面：前、后径为 11.5 cm，横径为 9 cm，前矢状径为 6 cm，后矢状径为 8.5 cm。

【口诀】

入口平面似椭圆，11、12 和 13；

中间平面竖椭圆，前后 11 横径 10；

出口平面较复杂，前 6 后 8 横径 9。

考点 3　胎儿发育的特点

【知识点】

阶段	情况
8 周末	初具人形，B 超可见早期胎心搏动
12 周末	外生殖器已发育，部分可分辨性别
16 周末	从外生殖器可确定胎儿性别，孕妇自觉有胎动
20 周末	用听诊器可听到胎心音
24 周末	各器官均已发育，皮下脂肪开始沉积
28 周末	有呼吸运动，生活能力差，但加强护理可以存活
32 周末	面部毳毛已脱落，出生后有一定生活能力
36 周末	出生后能啼哭和吸吮，生活能力较好

【口诀】

妊娠两月胎心动（8 周）；四月孕妇感胎动（16 周）。

五月可听胎心音（20 周）；六月脏器已发育（24 周）。

七月出生肺未熟（28 周）；九月出生可存活（36 周）。

考点 4　不同妊娠周数的子宫高度

【知识点】

妊娠周数	妊娠月份	手测宫底高度
12 周	3 个月	耻骨联合上 2 ~ 3 横指
16 周	4 个月	脐耻之间
20 周	5 个月	脐下 1 横指
24 周	6 个月	脐上 1 横指
28 周	7 个月	脐上 3 横指
32 周	8 个月	脐与剑突之间
36 周	9 个月	剑突下 2 横指
40 周	10 个月	脐与剑突之间或略高

【口诀】3 月联合上 23、脐耻脐下脐上 1、脐 3 脐突剑下 2。

考点 5　胎盘的组成

【知识点】

胎盘：母体与胎儿之间进行物质交换的场所，由羊膜、叶状绒毛膜、底蜕膜构成。

【口诀】羊绒打底衫。

考点 6　脐带的组成

【知识点】

脐带：连接胎儿与胎盘的带状器官，一端连于胎儿腹壁脐轮，另一端附着于胎盘子面。内有 1 条管腔较大、管壁较薄的脐静脉和 2 条管腔较小、管壁较厚的脐动脉。（1 静 2 动）

【口诀】1 个人静静待着，2 个人活动活动。

考点 7　产后复旧的相关考点

【口诀】

产后一天底平脐，十天将至骨盆里；

宫颈修复需 4 周，内膜修复 6 周毕。

考点 8　阴道炎的考点

【知识点】①滴虫性阴道炎分泌物呈稀薄泡沫状。

②老年性阴道炎分泌物呈稀薄淡黄色。

③假丝酵母菌阴道炎分泌物呈豆腐渣 / 乳凝块状。

【口诀】虫吐泡泡、老来黄、假豆乳。

考点 9　阴道毛滴虫生长的 pH

【知识点】阴道毛滴虫最适合生长的环境 pH 为 5.2 ~ 6.6。

【口诀】吾儿生长得很六。

考点 10 与“6”有关的考点

【知识点】

①日光照射消毒时，须在太阳下暴晒 6 h。

②洗胃在 4 ~ 6 h 内进行最有效。

③断肢再植应争取在 6 h 内进行。

④脑血栓溶栓应在 4 ~ 6 h 内进行。

⑤腰麻后去枕平卧 6 ~ 8 h，清创缝合应争取在 6 ~ 8 h 内进行。

⑥产褥期为 6 周，产后 6 周可恢复性生活。

⑦抢救时未来得及书写的病历应在抢救结束 6 h 内据实补记，并注明。

考点 11 与“3”有关的考点

【知识点】

①滴虫性阴道炎治愈的标准：连续 3 次滴虫检查呈阴性。

②复发性流产：自然流产发生 3 次或 3 次以上。

③急性肾盂肾炎：每周细菌培养 1 次，共 2 ~ 3 周，若均呈阴性，方可认为治愈。

④细菌性痢疾：肠道隔离至连续 3 次大便培养呈阴性为止。

考点 12 产后恶露持续时间

【知识点】

①正常恶露：有血腥味，无臭味。

②血性恶露：色鲜红，含大量血液，持续 3 ~ 4 d。

③浆液性恶露：色淡红，含多量浆液，持续 10 d。

④白色恶露：黏稠，色泽较白，持续 3 周。

⑤总共持续时间为 4 ~ 6 周，恶露量为 250 ~ 500 mL。

【口诀】血 3 浆 10 白色 21，由红转淡到白色。

考点 13　流产类型的鉴别

【知识点】

流产类型	子宫大小	宫颈口	妊娠产物
先兆流产	与停经周数相符	宫颈口未开	未排出
难免流产	相符或略小	宫颈口已扩张	尚未排出
不全流产	小于停经周数	宫颈口已扩张	部分排出，部分在子宫内

【口诀】宫口未开为先兆。

考点 14　有关抗体的总结

【知识点】

① IgA：婴幼儿体内分泌型 IgA（SIgA）低下，故易患呼吸道感染和消化系统疾病。

② IgE：与哮喘、破伤风、青霉素过敏有关。

③ IgG：可通过胎盘，使新生儿不易感染一些传染性疾病。

④ IgM：与类风湿性关节炎的发生密切相关（自身抗体 IgM，也称为类风

湿因子，RF）。

【口诀】母爱；效益；胎记；抗命、麻疹、类风湿。

考点 15 产前检查的时间

【知识点】

①28 周前，每 4 周 1 次。

②28 周后，每 2 周 1 次。

③36 周后，每 1 周 1 次。

【口诀】284，282，361。

第四篇 儿科护理学

考点 1 小儿运动发展规律

【知识点】

①3 个月：抬头较稳。

②4 个月：能翻身。

③6 个月：能独坐。

④7～8 个月：能爬行。

⑤10～14 个月：能扶站或独走。

⑥15 个月：能独自走稳。

【口诀】三抬四翻六会坐，七滚八爬周会走。

考点 2　小儿生长发育的顺序

【口诀】由上到下、由近到远、由粗到细、由低级到高级、由简单到复杂。

考点 3　儿童疫苗接种

【知识点】

<table>
<tr><th>疫苗</th><th>接种时间</th><th>次数</th><th>接种部位</th><th>途径</th></tr>
<tr><td>乙肝疫苗</td><td>出生时、1 个月、6 个月</td><td>3</td><td>上臂三角肌</td><td>肌内注射</td></tr>
<tr><td>卡介苗</td><td>出生 2 ～ 3 d</td><td>1</td><td>上臂三角肌中部略下处</td><td>皮内注射</td></tr>
<tr><td>脊灰疫苗</td><td>2、3、4 个月，4 岁</td><td>4</td><td>—</td><td>口服</td></tr>
<tr><td>百白破疫苗</td><td>3、4、5 个月，18 ～ 24 个月</td><td>4</td><td>上臂三角肌</td><td>肌内注射</td></tr>
<tr><td>麻疹疫苗</td><td>8 个月</td><td>1</td><td rowspan="2">上臂外侧三角肌下缘附着处</td><td>皮下注射</td></tr>
<tr><td>乙脑减毒活疫苗</td><td>1 岁、2 岁</td><td>2</td><td>皮下注射</td></tr>
</table>

【口诀】

出生乙肝卡介苗，二月脊髓灰正好；

三四五月百白破，八月麻疹岁乙脑。

考点 4　小儿辅食的添加规律

【知识点】

月龄	添加辅食
4～6 个月	含铁配方米粉、蛋黄、菜泥、水果泥、豆腐
7～9 个月	饼干、鸡蛋、烂面条、肉末、稀粥、肝泥
10～12 个月	稠粥、软饭、面条、馒头、碎肉、带馅的食品

【口诀】汁泥末碎；4 泥 7 末 10 稠粥。

考点 5　新生儿 Apgar 评分

【知识点】

体征	评分标准		
	0 分	1 分	2 分
皮肤颜色	全身青紫或苍白	躯干红，四肢青紫	全身红
心率	无心音	＜ 100 次 /min	≥ 100 次 /min
弹足底或插鼻管反应	无反应	有些动作，如皱眉	哭闹、喷嚏
肌张力	松弛	四肢稍屈曲	四肢活动好
呼吸	无	慢，不规则	正常，哭声响

【口诀】掌（肌张力）心（心率）虎（呼吸）皮（皮肤颜色）蛋（弹足底的反应）。

考点 6 急性感染性喉炎的临床表现

【知识点】

①三凹征。

②犬吠样咳嗽。

③吸气性呼吸困难。

④声音嘶哑。

⑤喉鸣。

【口诀】三个犬喜欢金丝猴。

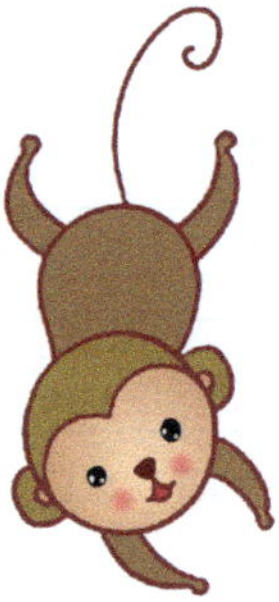

考点 7 急性感染性喉炎的分度

【知识点】

①Ⅰ度：活动后出现呼吸困难、喉鸣。

②Ⅱ度：安静时出现呼吸困难、喉鸣。

③Ⅲ度：发绀，烦躁不安，惊恐出汗。

④Ⅳ度：精神抑制、昏迷。

【口诀】一活二静三绀四昏。

考点 8 法洛四联症的四大病理变化

【知识点】

①肺动脉狭窄（最主要）。

②室间隔缺损。

③右心室肥大。

④主动脉骑跨。

【口诀】飞侠失去四大坐骑。

考点 9　肠套叠的临床表现

【知识点】

①果酱样便。

②肠套叠。

③回盲部空虚。

④腊肠样包块。

【口诀】得过奖的蝶蝶回来啦。

考点 10　传染病隔离时间的总结

【知识点】

①麻疹：出疹前 5 d，出疹后 5 d，并发症出疹后 10 d。

②水痘：疱疹全部结痂为止，接触者 3 周。

③猩红热：症状消失后 7 d，接触者 7 d。

④流行性腮腺炎：肿大完全消失后 5 d，接触者 3 周。

【口诀】麻死我了；加水；星期天；五个筛子。

第五篇　相关专业知识

考点 1　健康教育的研究领域

【知识点】

按教育目的或内容分类：

①防治疾病健康教育。

②环境保护健康教育。

③营养健康教育。

④生殖健康教育。

【口诀】治境养殖。

考点 2　健康促进的基本策略

【知识点】

《渥太华宣言》中健康促进的基本策略是：倡导、赋权、协调。

【口诀】唱全调。

考点 3　行为的构成要素

【知识点】

元素	内容
行为主体	人
行为客体	人的行为所指向的目标
行为环境	行为主体与行为客体发生联系的客观环境
行为手段	行为主体作用于行为客体时的方式、方法及所应用的工具
行为结果	行为对行为客体所生成的影响

【口诀】主客环手有结果。

考点 4　人的行为分类

【知识点】

行为分类	举例
本能行为	由人的生物性所决定，是人类的最基本行为，如摄食行为、睡眠、躲避行为、性行为
社会行为	由人的社会性所决定，是后天学习获得的行为，如学习、模仿、受教育、与人交往

【口诀】能吃、能睡、多幸福。

考点 5　人的行为特性

【知识点】

特性	内容
目的性	人类行为区别于动物行为的重要标志，人的绝大多数行为都具有明显的目的性和计划性
可塑性	通过不断学习及受环境的影响，人类的行为是在不断发展变化的
差异性	人类的行为因遗传因素、环境、学习经历的不同而千差万别，表现出较大的差异性。因此，健康教育的措施必须因人而异、因势利导

【口诀】不同动物有目的，行为可塑要学习，因势利导有差异。

考点 6　人类行为的发展过程

【知识点】

发展阶段	年龄	内容（或特点）
被动发展阶段	0 ～ 3 岁	遗传本能，吃、抓、哭
主动发展阶段	3 ～ 12 岁	易激惹，喜欢自我表现
自主发展阶段	12 ～ 18 岁	综合认识，调整自我
巩固发展阶段	成年后，持续终生	调整、完善、充实

【口诀】被动、主动、自主、巩固。

考点 7　影响行为的因素——模仿

【知识点】

种类	内容	举例
无意模仿	日常生活行为	发出“妈妈”的叫声
有意模仿	自己崇拜、羡慕的行为	演员的举止； 看电视学做无糖食品
强迫模仿	规定行为	队列训练； 学会如何皮下注射胰岛素

考点 8　致病行为模式

【知识点】

① A 型行为模式：有强烈的进取心和竞争欲，有时间紧迫感，人际关系

紧张，有敌意倾向，易患冠心病。

②C型行为模式：情绪过分压抑，自我克制，爱生闷气，表面善忍而怒火中烧，易患恶性。

【口诀】A型→冠心病（戴个A型的皇冠）；

C型→肿瘤（cancer）。

考点9　知信行模式

【知识点】

名称	内容	作用
知	为知识、学习	是基础
信	为信念、态度	是动力
行	为行为、行动	行为的产生和改变是目标

考点10　传播的要素

【知识点】

传播者：信息的主动发出者。

受传者：信息的接受者和反应者。

信息：信息泛指人类社会传播的一切内容。

传播媒介：讯息是信息的载体。

传播效果：传播对人的行为产生的效果。

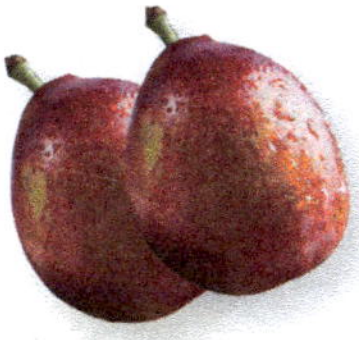

【口诀】传授西梅果。

考点 11 传播的分类

【知识点】

按照传播的规模，可将人类传播活动分为 5 种类型。

①自我传播（人内传播）。

②组织传播。

③人际传播（亲身传播）。

④群体传播。

⑤大众传播。

【口诀】我组织大众人群去传播。

考点 12 常用的人际传播方式

【知识点】

传播方式	内容
咨询	针对健康问题，答疑解难，帮助澄清观念，做出决策
交谈或访谈	面对面直接交流，传递健康信息和健康知识，帮助改变相关态度
劝服	针对教育对象存在的健康问题，说服其改变不正确的健康态度、信念及行为习惯
指导	通过向健康教育对象传授相关的知识和技术，使其学习、掌握自我保健的技能

【口诀】谈咨辅（服）导。

考点 13　传播途径的原则

【知识点】

经济性、准确性、针对性、速度快。

【口诀】精（经）准针快。

考点 14　接受者的心理特点

【知识点】

“四求”	求真——信息真实可靠
	求新——信息新颖
	求短——信息短小精悍，简单明了
	求近——信息在生活、地域、情感、认识、知识等方面贴近接受者

【口诀】求真、求新、求短、求近。

考点 15　健康教育诊断的基本步骤

【知识点】

①社会诊断：诊断社会问题、生活质量。

②流行病学诊断：找到引起健康问题的行为因素和环境因素。

③行为诊断：找到影响健康的重要且高可变行为。

④环境诊断：为确定干预的环境目标奠定基础。

⑤教育诊断：找到行为产生的倾向因素、促成因素、强化因素。

⑥管理与政策诊断：进行组织评估、资源评估。

【口诀】社会流行环教管。

考点 16　霍桑效应和回归因素

【知识点】

①霍桑效应：人们在得知自己在被研究和观察时表现出行为异常的现象。

②回归因素：由于偶然因素，个别被测试对象的某特征水平过高或过低，但以后的测试中可能又恢复到原有实际水平的现象。

考点 17　医院的健康教育

【知识点】

类别	内容
门诊教育	侧重于常见病的防治教育
候诊教育	候诊期间，针对候诊知识及该科的常见性疾病的防治所进行的健康教育
随诊教育	诊疗中，医护人员根据病情对患者进行口头教育和指导【口诀：随口一说】
咨询教育	医护人员对门诊患者或家属提出的有关疾病与健康的问题进行解答
健康教育处方	以医嘱的形式对病人的行为和生活方式给予指导

【口诀】 候诊随诊咨询处方。

考点 18　管理的职能

【知识点】

①计划职能——首要职能。

②组织职能——重要职能。

③人员管理——核心职能。

④控制职能——关键职能。

【口诀】几（计）组人质（职）。

考点 19　护理管理的特点

【知识点】

①广泛性：护理管理范围的广泛和参与管理的护理人员的广泛。

②综合性：既要综合利用理论和方法，又要考虑护理实践的特点。

③独特性：运用科学的管理方法，解决临床护理管理问题。

【口诀】特别的饭盒。

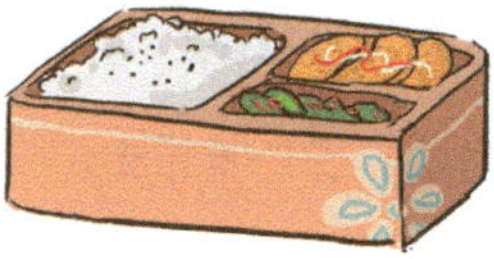

考点 20　古典管理理论

【知识点】

①科学管理理论——泰勒，“科学管理之父”。

②管理过程理论——法约尔，“管理过程之父”。

③行政组织理论——韦伯。

【口诀】可乐、过儿、政委。

考点 21　时间管理的基本程序

【知识点】

①评估：评估时间的利用情况等。

②计划：制订具体工作目标及重点。

③实施：实现时间计划。

④评价：评价时间安排是否合理。

【口诀】古镇几十家。

考点 22　计划工作的原则

【知识点】

①系统性原则。

②重点原则。

③创新原则。

④弹性原则。

⑤可考核性原则。

【口诀】弹新系重考。

考点 23　目标管理的基本程序

【知识点】

①计划阶段。

②执行阶段。

③检查评价。

【口诀】几（计）支（执）箭（检）。

考点 24　组织设计的要求

【知识点】

①精简：注意避免机构重叠，头重脚轻，人浮于事。

②统一：组织内的权力应相对集中，实施“一元化管理”。

③高效：应使各部门、各环节、组织成员组合成高效的结构形式。

【口诀】高一见。

考点 25　护理组织文化建设的特点

【知识点】

①易接受性：护理组织文化应容易被护理人员理解。

②群众性：护理组织文化要求每一位护理人员积极参与。

③针对性：既要考虑共性要求，又要考虑自身实际情况。

④独特性：护理文化建设必须从本院特色出发，使之具有强大的生命力。

【口诀】独对一群。

考点 26　授权的原则

【知识点】

①视能授权。

②合理合法。

③监督控制。

⑤权责对等。

【口诀】适合健全。

考点 27　控制的基本过程

【知识点】

①建立标准。

②衡量绩效。

③纠正偏差。

【口诀】立很正。

考点 28　护理质量管理标准化的表现形式

【知识点】

①统一化。

②规格化。

③系列化。

④规范化。

【口诀】一个稀饭。

考点 29　五行和五味

【知识点】

①五行：木、火、土、金、水。

②五味：酸、苦、甘、辛、咸。

【口诀】酸木瓜、心中有苦火、土里长甘蔗、辛苦赚金钱、咸了喝水。

考点 30：五行和五脏

【知识点】

①五行：木、火、土、金、水。

②五脏：肝、心、脾、肺、肾。

【口诀】木对肝、火对心（怒火攻心）、土对脾、金对肺、水对肾（圣水）。

02 第二部分 秒选答案

首选药 **对应考点**

□ 首选青霉素

> 抑制细菌细胞壁合成，发挥杀菌作用

1. 急性蜂窝织炎、急性淋巴管炎和淋巴结炎、丹毒、猩红热、扁桃体炎、急性肾小球肾炎：溶血性链球菌为主要致病菌，首选青霉素。

2. 大叶性肺炎、支气管肺炎：肺炎球菌为主要致病菌，首选青霉素。

3. 疖、痈、脓性指头炎、败血症、脓胸：金黄色葡萄球菌为主要致病菌，首选青霉素。

4. 新生儿脐炎、破伤风、气性坏疽、预防风湿热复发：首选苄星青霉素。

□ 首选糖皮质激素

1. 原发性肾病综合征：首选糖皮质激素。

2. 系统性红斑狼疮（SLE）：首选糖皮质激素。

3. 长期抗炎治疗哮喘：首选糖皮质激素吸入治疗。

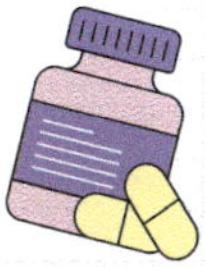

□ 首选 10% 葡萄糖酸钙

1. 硫酸镁中毒：首选 10% 葡萄糖酸钙。

2. 输血导致枸橼酸钠中毒：输入 1 000 mL 库存血，补充 10% 葡萄糖酸钙。

3. 甲状腺大部切除术误切甲状旁腺引起低钙：补充 10% 葡萄糖酸钙。

□ 阿托品

抗胆碱药

1. 窦性心动过缓、传导阻滞：首选阿托品。

2. 有机磷农药中毒：用阿托品进行解毒。

3. 麻醉前：使用阿托品抑制腺体分泌。

□ 硫酸镁

1. 子痫前期和子痫期解痉：首选硫酸镁。

2. 肝性脑病：25% 硫酸镁口服导泻。

3. 静脉炎、会阴伤口水肿：50% 硫酸镁湿敷消肿。

□ 其他药物

1. 肺炎、支原体肺炎：首选大环内酯类药物，如红霉素。

2. 室性心律失常（洋地黄中毒）：首选利多卡因。

3. 抑制胃酸：首选质子泵抑制剂，如奥美拉唑。

4. 溃疡性结肠炎：首选柳氮磺吡啶（SASP）。

5. 水痘治疗：首选阿昔洛韦。

首选药 | 对应考点

□ 其他药物

6. 大咯血止血：首选垂体后叶素。

7. 颅内压增高：成人首选 20% 甘露醇，小儿首选呋塞米。

8. 控制惊厥：新生儿首选苯巴比妥，小儿及成人首选地西泮。

9. 女性绝经后骨质疏松症：首选雌激素。

10. 慢性髓（粒）细胞性白血病：首选羟基脲。

11. 滴虫性阴道炎：首选甲硝唑。

12. 特发性血小板减少性紫癜：首选肾上腺糖皮质激素。

13. 甲状腺危象：首选丙硫氧嘧啶。

14. 痛风急性发作：首选秋水仙碱。

15. 三叉神经痛：首选卡马西平。

16. 帕金森病：首选左旋多巴制剂。

17. 癫痫持续状态：首选地西泮（缓慢静脉注射）。

特殊疾病类首选药及考点

□ 降压药

疾病 / 病症		首选药
高血压 +	糖尿病	血管紧张素转化酶抑制剂（ACEI）
	尿蛋白	ACEI
	心室重构	ACEI
	高血钾	呋塞米
	低血钾	螺内酯
	心率快	β 受体阻滞剂

□ 心律失常

疾病 / 病症 / 作用		首选药物 / 治疗
房颤	控制心室率	美托洛尔
	预防血栓形成	华法林
	转复窦律	胺碘酮
	高血钾	呋塞米
室上性心动过速		维拉帕米
室性心动过速		射频消融术
室颤		非同步电除颤
三度房室传导阻滞		起搏器

□ 冠心病

疾病 / 病症 / 作用	首选药物
稳定型心绞痛	硝酸甘油
变异型心绞痛	硝苯地平
非 ST 段抬高心肌梗死	阿司匹林
ST 段抬高心肌梗死	尿激酶

特殊疾病类首选药及考点

□ 哮喘治疗

病情 / 作用	首选治疗
慢性期控制	吸入型糖皮质激素 + 吸入型 β_2 受体激动剂
急性发作期	吸入型 β_2 受体激动剂
目前控制哮喘最有效的药物	糖皮质激素
预防哮喘发作	色甘酸钠
扩气管	抗胆碱药物
单独使用控制哮喘，不用于急性发作期	白三烯调节剂

□ 肾病治疗

疾病	首选药物
急性肾炎	降压首选利尿剂
慢性肾炎	降压首选 ACEI
肾病综合征	糖皮质激素
急性肾盂肾炎	喹诺酮类抗生素

检查首选类　　对应考点

□ 影像学检查

确诊肺癌：支气管镜检查。

确诊慢性胃炎：纤维胃镜检查。

肺结核：首选 X 线检查。

脑血栓形成：首选 CT 检查。

诊断肺炎球菌性肺炎：痰培养见肺炎球菌。

检查首选类　　对应考点

□ 实验室检查

诊断病毒性脑膜炎：血清特异性抗体滴度升高。

抗核抗体：系统性红斑狼疮（SLE）筛选试验。

□ 心血管检查

心律失常、心肌缺血：心电图。

先天性心脏病、心脏瓣膜病：超声心动图。

心肌梗死：冠状动脉造影。

□ 其他检查

继发性腹膜炎：大肠埃希菌培养。

法洛四联症：胸部X线检查，心影呈“靴形”。

感染性心内膜炎：血培养。

尿路感染：尿培养。

肝癌定性：血清甲胎蛋白（AFP）。

常见病原体类　　对应考点

□ 链球菌感染

1. 心脏瓣膜病：最常见的病因是A组乙型溶血性链球菌感染。

2. 猩红热：致病菌为A组乙型溶血性链球菌。

3. 急性肾小球肾炎：由A组乙型溶血性链球菌感染引起的免疫复合物性肾小球肾炎。

常见病原体类　　对应考点

□ 链球菌感染

4. 风湿热：由A组乙型溶血性链球菌感染后发生的全身结缔组织病。

5. 急性蜂窝织炎：致病菌主要为溶血性链球菌，其次为金黄色葡萄球菌。

6. 急性淋巴管炎和淋巴结炎：致病菌主要为乙型溶血性链球菌和金黄色葡萄球菌。

7. 溃疡性口炎：主要由链球菌、金黄色葡萄球菌、肺炎链球菌等感染引起。

□ 金黄色葡萄球菌感染

1. 疖和痈：致病菌以金黄色葡萄球菌为主。

2. 甲沟炎和脓性指头炎：致病菌主要为金黄色葡萄球菌。

3. 化脓性骨髓炎：最多见的致病菌是金黄色葡萄球菌。

4. 新生儿脐炎：常见致病菌为金黄色葡萄球菌。

5. 急性感染性心内膜炎：主要由金黄色葡萄球菌引起。

6. 急性乳腺炎：多为金黄色葡萄球菌感染，少数为链球菌感染。

7. 细菌性肝脓肿：最常见致病菌为大肠埃希菌和金黄色葡萄球菌。

常见病原体类	对应考点
□ 大肠埃希菌感染	1. 尿路感染：最多见的是大肠埃希菌。 2. 细菌性肝脓肿：最常见致病菌为大肠埃希菌和金黄色葡萄球菌。
□ 念珠菌感染	1. 鹅口疮：由白念珠菌感染所致。 2. 外阴阴道假丝酵母菌病：主要由假丝酵母菌感染引起。
□ 病毒感染	1. 扩张型心肌病：与柯萨奇 B 病毒感染的关联最为密切。 2. 病毒性心肌炎：与柯萨奇 B 病毒感染密切相关。 3. 疱疹性口炎：由单纯疱疹病毒感染所致。 4. 流行性感冒：由流感病毒引起的急性呼吸道感染。 5. 麻疹：由麻疹病毒引起的急性呼吸道传染病。 6. 水痘：由水痘-带状疱疹病毒引起的急性传染病。 7. 流行性腮腺炎：由腮腺炎病毒引起的急性呼吸道传染病。 8. 获得性免疫缺陷综合征（简称艾滋病）：由人类免疫缺陷病毒（HIV）引起的传染病。

常见病原体类	对应考点
□ 病毒感染	9. 流行性乙型脑炎：由乙型脑炎病毒引起的急性传染病。 10. 小儿腹泻：最为常见的是轮状病毒感染。 11. 细菌性肺炎：最常见的病原菌是肺炎链球菌；最多见的病毒是呼吸道合胞病毒。
□ 志贺菌属感染	细菌性痢疾：由志贺菌属引起的肠道传染病。
□ 脑膜炎球菌感染	流行性脑脊髓膜炎：由脑膜炎球菌引起的急性化脓性脑膜炎。
□ 厌氧菌感染	产褥感染：病原体以厌氧菌为主。
□ 其他病原体感染	1. 滴虫性阴道炎：月经前、后阴道 pH 发生变化，隐藏在腺体和阴道皱襞中的滴虫在月经前后得以繁殖而引起。 2. 破伤风：由破伤风杆菌通过体表破损处侵入人体组织，产生毒素引起感染。 3. 职业损伤生物性因素：最危险、最常见的病原体为人类免疫缺陷病毒（HIV）、乙型肝炎病毒和丙型

疾病类　　对应考点

□疾病类型与最常见病因

肝炎病毒。

1. 肺结核

最严重类型：血行散播型肺结核。

最常见类型（成人）：浸润性肺结核。

最常见病灶：肺尖或肺上野。

结核菌吸入后变态反应时间：4～8周。

首选检查：X线检查。

确诊：痰培养。

基本病变：渗出、增生、变质。

咯血伴高热常提示：病灶扩散。

2. 肺心病

最常见酸碱失衡：呼吸性酸中毒。

最常见病因：慢性阻塞性肺疾病（COPD）。

最常见诱因：呼吸道感染。

主要死因：肺性脑病。

肺动脉高压形成的最主要因素：缺氧或二氧化碳潴留。

3. 心脏疾病

二尖瓣狭窄易发生血管栓塞的原因：房颤致附壁血栓脱落。

疾病类　对应考点

□ 疾病类型与最常见病因

二尖瓣狭窄的检查方法：超声心动图。

二尖瓣关闭不全的检查方法：超声心动图。

下壁心梗最易发生：传导阻滞。

4. 消化系统疾病

幽门梗阻易引起：低钾、低氯性碱中毒。

胃癌转移途径：淋巴结转移，晚期常见肝转移。

绒毛膜癌易发生：肺转移。

慢性胃炎的诊断依据：纤维胃镜。

急性胰腺炎最常见的胆道疾病：胆石症。

消化性溃疡的主要致病菌：幽门螺杆菌。

主导地位：胃酸分泌过多。

5. 感染性疾病

支气管哮喘重症酸碱失衡：呼吸性酸中毒并代谢性酸中毒。

亚急性感染性心内膜炎最常见病原菌：草绿色链球菌，急性则为金黄色葡萄球菌。

肾盂肾炎最常见致病菌：大肠埃希菌。

引起继发性腹膜炎的病原菌：大肠埃希菌。

6. 肿瘤

女性生殖器官恶性肿瘤死亡率最高的是：卵巢癌。

乳腺癌皮肤表现：酒窝征和橘皮样改变。

疾病类 对应考点

☐ 临床表现与病理生理

子宫癌最常见症状：绝经后阴道流血。

1. 常见症状

①呼吸困难。

吸气性呼吸困难：见于喉头水肿、气管异物。

呼气性呼吸困难：见于支气管哮喘、慢性支气管炎。

混合性呼吸困难：见于重症肺炎、胸腔积液等。

②心脏负荷过重。

压力负荷过重：高血压、瓣膜狭窄。

容量负荷过重：心脏瓣膜关闭不全、动静脉分流。

③胃肠症状。

结核性腹痛多见于回盲部。

幽门梗阻引起低钾、低氯性碱中毒。

2. 酸碱平衡

支气管哮喘重症：呼吸性酸中毒合并代谢性酸中毒。

慢性肺心病常见：呼吸性酸中毒。

急性呼吸衰竭 1 型（低氧血症）：动脉血氧分压（PaO_2）< 60 mmHg（1mmHg ≈ 0.133kPa），动脉二氧化碳分压（$PaCO_2$）正常。

急性呼吸衰竭 2 型（低氧血症合并高碳酸血症）：$PaO_2 < 60$ mmHg，$PaCO_2 > 50$ mmHg。

疾病类　对应考点

□ 常见疾病的治疗选择

1. 心脏疾病

二尖瓣狭窄：抗风湿治疗。

下壁心梗：溶栓处理。

2. 肺部疾病

慢性肺心病：氧疗，使用支气管舒张剂。

支气管哮喘：糖皮质激素吸入（最有效）。

3. 胃肠疾病

胃炎：使用抗酸药物。

胆石症：急性胰腺炎时，常进行胆囊切除术。

4. 急性感染

细菌性痢疾：抗生素治疗。

上呼吸道感染：抗病毒治疗。

易混淆类　对应考点

□ 面容

急性病容	面色潮红，表情痛苦（肺炎球菌性肺炎、疟疾）
慢性病容	面容憔悴，面色灰暗或苍白，目光暗淡（恶性肿瘤、结核性疾病）
病危面容	面色苍白或铅灰，表情淡漠，双目无神，眼眶凹陷（大出血、严重休克、脱水、急性腹膜炎）

疾病类	对应考点

面容

二尖瓣面容	双颊紫红，口唇发绀（风湿性心脏病二尖瓣狭窄、肺心病、先天性心脏病）
满月面容	面圆如满月，皮肤发红，常有痤疮（库欣综合征、长期应用糖皮质激素）
甲亢面容	面容惊愕，眼裂增宽，眼球突出
贫血面容	病人面色苍白、唇舌色淡、表情疲惫

胸部损伤

多根多处肋骨骨折	反常呼吸运动（连枷胸）
闭合性气胸	肺萎陷 30% 以下者，多无明显症状
开放性气胸	纵膈扑动
张力性气胸	皮下气肿，叩诊高度鼓音
大量血胸	低血容量性休克
血气胸	胸部 X 线检查可见气液平面

首发症状

系统性红斑狼疮	关节肿痛
川崎病	发热
过敏性紫癜	皮肤紫癜
急性白血病	贫血
慢性白血病	巨脾
慢性淋巴细胞白血病	淋巴结肿大
门静脉高压	脾大

易混淆类		对应考点
□ 水肿	心源性水肿	水肿先出现在身体下垂部位
	肾炎性水肿	常为全身性水肿，以眼睑、头皮等组织疏松处为著
	肾病性水肿	一般较严重，多从下肢开始
□ 意识状态	嗜睡	可唤醒，正确回答问题
	意识模糊	可唤醒，不能正确回答问题
	昏睡	唤醒不刺激马上又睡了，答非所问或含糊
	浅昏迷	有痛苦表情和躲避反应
	深昏迷	对什么都没反应
□ 中毒	一氧化碳中毒	口唇呈樱桃红色
	吗啡中毒	呼吸抑制、昏迷、瞳孔缩小、意识模糊、抽搐
	阿托品中毒	瞳孔扩大
	氰化物中毒	呕吐物中有苦杏仁味
	有机磷农药中毒	呼气有大蒜味，针尖样瞳孔
	酮症酸中毒	呼吸深大，呼气有烂苹果味
□ 呼吸系统疾病	支气管扩张	咳嗽、脓性分层痰、反复咯血、局限固定粗湿啰音、不规则透亮阴影或卷发状阴影

易混淆类		对应考点
呼吸系统疾病	肺脓肿	咳脓臭痰
	慢性阻塞性肺疾病(COPD)	桶状胸、过清音、进行性加重呼吸困难
	慢性肺源性心脏病	COPD+肺动脉高压+右心室肥厚+右心衰竭
	支气管哮喘	反复发作的伴有哮鸣音的呼气性呼气困难
	肺结核	盗汗、低热、消瘦、咯血
	肺癌	刺激性干咳、痰中带血
	肺栓塞	胸痛、呼吸困难、咯血
	气胸	突感胸痛+干咳+呼吸困难+肺部叩诊鼓音+呼吸音消失
消化系统疾病	胃炎	上腹不适、反酸嗳气
	胃溃疡	进食→疼痛→缓解，进食痛
	十二指肠溃疡	疼痛→进食→缓解，饥饿痛
	幽门梗阻	呕吐隔夜宿食、空腹震水音
	上消化道出血	呕血、黑便
	穿孔	剧烈腹痛+腹膜刺激征+腹部X线检查可见新月状游离气体
	癌变	疼痛节律改变，隐血持续阳性
	溃疡性结肠炎	腹泻，黏液脓血便，疼痛→便意→缓解
	急性胰腺炎	腹痛(首发症状)，向腰背部带状放射

易混淆类　对应考点

□ 消化系统疾病

肠梗阻	腹痛、呕吐、腹胀、肛门停止排气和排便（痛吐胀闭）
急性腹膜炎	板状腹，腹膜刺激征（压痛、反跳痛、肌紧张）

□ 瞳孔异常

双侧瞳孔散大	濒死状态、阿托品中毒、颅内高压、损伤
双侧瞳孔缩小	有机磷中毒、氯丙嗪中毒、吗啡中毒
单侧瞳孔缩小后散大	脑疝
瞳孔对光反射消失	危重、深昏迷

□ 中暑

热衰竭	脉搏细速、血压下降、昏厥或意识模糊
热痉挛	腓肠肌痉挛最多见
日射病	烈日暴晒头部而导致脑组织缺血、水肿
热射病	高热、无汗、意识障碍

□ 抗惊厥药物

新生儿缺氧缺血性脑病、颅内出血	苯巴比妥
肝功能不全者、洋地黄中毒、癫痫大发作	苯妥英钠
高热惊厥、破伤风、癫痫持续状态	地西泮
顽固性抽搐	水合氯醛
小儿基础麻醉	氯胺酮

易混淆类 对应考点

□ 抗惊厥药物

喉炎患儿过于烦躁不安时	异丙嗪
控制子痫	硫酸镁

特征性类 对应考点

疾病	特征性体征 / 表现
左心衰竭	交替脉
右心衰竭	肝颈静脉反流征阳性
急性左心衰竭	突发严重呼吸困难，咳大量粉红色泡沫痰
肝性脑病	扑翼样震颤
上消化道出血	呕血与黑便
绞窄性病变	黏液血便或腹部局限性固定性浊音
慢性肺源性心脏病早期	肺动脉瓣区第二心音亢进
急性呼吸窘迫综合征	进行性呼吸困难和顽固性低氧血症
流行性脑脊髓膜炎败血症期	皮肤黏膜有瘀点、瘀斑
脓性指头炎	搏动性跳痛
急性乳腺炎	乳房脓肿
乳腺癌	酒窝征

特征性类　对应考点

疾病	特征性体征 / 表现
缺铁性贫血	异食癖和反甲
甲状腺功能亢进	甲状腺上下极可触及震颤，并听到血管杂音
糖尿病酮症酸中毒	呼吸深快并有烂苹果味
痛风	痛风石
蛛网膜下腔出血	脑膜刺激征阳性
急性炎症性脱髓鞘性多发性神经病	运动障碍、四肢对称性弛缓性瘫痪

禁忌类　对应考点

□ 洋地黄类药物

1. 洋地黄中毒或过量服用者：绝对禁用洋地黄类药物。

2. 扩张型心肌病：易发生洋地黄中毒，故应慎用洋地黄。

□ 麻醉药物与镇静剂

1. 颅内出血、意识障碍、慢性肺部疾病患者：禁用吗啡。

禁忌类	对应考点
□ 麻醉药物与镇静剂	2. 肝性脑病患者：禁用吗啡等镇静药物。 3. 肝性脑病先兆患者：禁用吗啡等镇静药物。 4. 新生儿破伤风患者：要慎用镇静解痉药物。 5. 呼吸系统疾病烦躁不安、失眠患者：慎用镇静剂，以防引起呼吸抑制。
□ 阿司匹林及非甾体类抗炎药（NSAIDs）	1. 血友病患者：禁用抑制血小板聚集的药物，如阿司匹林、双嘧达莫等。 2. 消化性溃疡患者：忌用或慎用对胃黏膜有损害的药物，如阿司匹林、吲哚美辛、糖皮质激素等。 3. 水痘患儿：禁用阿司匹林。 4. 甲状腺危象患者高热时：禁用阿司匹林。 5. 出血性脑血管疾病头痛剧烈的患者：禁用吗啡与哌替啶。
□ β 受体拮抗剂	1. 支气管哮喘患者：禁用 β 受体拮抗剂。 2. 心动过缓患者：禁用 β 受体拮抗剂。
□ 硝酸酯类药物	肥厚型心肌病患者：禁用硝酸酯类药物。

禁忌类	对应考点
□ 甲硝唑类药物	孕20周前：禁用甲硝唑。
□ 雌激素类药物	1. 乳腺癌患者：禁用雌激素类药物。 2. 子宫内膜癌患者：禁用雌激素类药物。
□ 垂体后叶素止血药物	冠心病患者、高血压患者、孕妇：禁用垂体后叶素止血药物。
□ 肥皂水及灌肠药物	1. 肝性脑病患者：禁用肥皂水灌肠。 2. 先兆流产孕妇：禁用肥皂水灌肠。 3. 孕妇和消化道疾病患者：对腹泻者慎用腹泻药、禁灌肠。
□ ^{131}I 治疗	妊娠期甲状腺功能亢进（甲亢）患者：禁用 ^{131}I 治疗，慎用普萘洛尔，产后如需继续服药，不宜哺乳。
□ 其他药物和治疗禁忌	1. 痛风患者：慎用抑制尿酸排泄的药物，如噻嗪类利尿剂等。 2. 有青霉素过敏史患者：应禁止做青霉素过

禁忌类	对应考点
□ 其他药物和治疗禁忌	敏试验。 3. 青霉素皮试结果阳性者：禁止使用青霉素。 4. 活动性消化性溃疡、消化道出血患者：禁用非甾体类抗炎药（NSAIDs）。
□ 手术和其他治疗禁忌	1. 产褥期：禁止盆浴及性生活。 2. 葡萄胎清宫术后：禁止性生活 1 个月，防止感染。 3. 宫内节育器取出术后：禁止性生活和盆浴 2 周。 4. 人工流产术后：1 个月内禁止盆浴、性生活。

留管时间类	对应考点
□ 天数	1. 甲状腺术后放置橡皮片或引流管者，一般引流持续 1 ~ 2 d。 2. 卵巢癌术后保留尿管 2 ~ 3 d。 3. 颅内肿瘤术后创腔引流瓶（袋）引流放置 3 ~ 4 d。

留管时间类　对应考点

□ 天数

4. 间断应用气囊压迫一般以 3 ~ 4 d 为限，对于继续出血者可适当延长。

5. 对于前列腺增生开放手术，耻骨后引流管于术后 3 ~ 4 d 引流量很少时拔除。

6. 耻骨后前列腺切除术后 3 ~ 4 d 拔出导尿管。

7. 胰腺癌腹腔引流一般需留引流管 5 ~ 7 d。

8. 对于大肠癌患者，一般骶前引流管放置 1 周。

9. 耻骨上前列腺切除术后 7 ~ 10 d 拔出导尿管。

10. 对于膀胱挫伤或早期较小的膀胱破裂，留置导尿管持续通畅引流尿液 7 ~ 10 d。

11. 耻骨上膀胱造瘘拔管时间，一般为 10 d 左右。

12. 闭合性尿道损伤如试插导尿管成功，应留置导尿管 7 ~ 14 d 作为支架。

13. 前列腺增生术后 10 ~ 14 d，排尿通畅时拔除膀胱造瘘管。

14. 应用 T 形管一般在术后 12 ~ 14 d。

15. 子宫颈癌术后保留导尿管 1 ~ 2 周。

16. 直肠癌根治术后，导尿管一般放置 1 ~ 2 周。

留管时间类　对应考点

□ 天数

17. 经皮经肝胆管穿刺引流（PTCD）一般置管2周为宜，对有胆道感染者可适当延长引流时间。

18. 颅内压增高和脑疝脑室外引流时间一般为1～2周，开颅术后脑室外引流不超过3～4 d。

19. 胰腺癌术后胆管引流时间为2周左右；胰管引流时间为2～3周。

20. 胃肠减压一般留管至胃肠蠕动恢复。

温度类考点　对应考点

□ 温度

1. 一般病室适宜的温度为18～22 ℃。
2. 婴儿室、手术室、产房温度为22～24 ℃。
3. 早产儿病室温度为24～26 ℃。
4. 新生儿沐浴室温度为26～28 ℃。
5. 中暑病室温度为20～25 ℃。

□ 水温

1. 淋浴和盆浴要求水温为40～45 ℃。
2. 床上擦浴水温为50～52 ℃。
3. 乙醇擦浴浓度为25%～35 %，温度为

温度类考点　对应考点

□ 水温

32 ～ 34 ℃。

4. 热水袋的水温为 60 ～ 70 ℃。

5. 对婴幼儿、老年人、昏迷、末梢循环不良、麻醉未清醒、感觉障碍等患者，热水袋的水温应调至 50 ℃以内。

6. 热水坐浴水温为 40 ～ 45 ℃，时间为 15 ～ 20 min。

7. 灌肠溶液温度为 39 ～ 41 ℃，降温灌肠时温度为 28 ～ 32 ℃，中暑患者用 4 ℃的 0.9% 生理盐水。

三联征类

疾病	特征性体征 / 表现
三凹征	胸骨上窝、锁骨上窝、肋间隙凹陷
支气管扩张症	脓痰、咯血、杵状指
门静脉高压症	食管、胃底静脉曲张、腹水、脾肿大、脾功能亢进
胰腺癌	腹痛、黄疸、体重减轻
肠套叠	果酱样便、回盲部空虚、腊肠样包块
肠梗阻	便血、腹痛、腹部包块

三联征类

疾病	特征性体征/表现
肛裂	前哨痔、肛裂、肛乳头肥大
夏科（Charcot）三联征	腹痛、寒战高热、黄疸
胆道出血	绞痛、黄疸、出血
肺栓塞	胸痛、咯血、呼吸困难
颈交感神经麻痹综合征（Horner 综合征）	瞳孔缩小、面部无汗、眼睑下垂（眼裂缩小）
肾癌	血尿、疼痛、肿块
主动脉狭窄	呼吸困难、胸痛、晕厥
颅内压增高	喷射状呕吐、剧烈头痛、视神经乳头水肿
骨折	畸形、骨擦音/感、异常活动
脱位	畸形、弹性固定、关节盂空虚
羊水栓塞	低氧血症、低血压、凝血功能障碍

对比类

对比 1

肺炎球菌性肺炎	铁锈色痰
急性肺水肿	粉红色泡沫痰
厌氧菌感染	恶臭痰
支气管扩张	大量脓痰

对比类考点

对比 2

慢性肺源性心脏病常见的并发症	肺性脑病
慢性支气管炎常见的并发症	阻塞性肺气肿
阻塞性肺气肿常见的并发症	自发性气胸

对比 3

支气管扩张的发病因素	支气管 - 肺组织感染和支气管阻塞
慢性支气管炎的致病因素	吸烟、感染、理化因素等

对比 4

肺炎球菌性肺炎治疗首选药	青霉素
肺炎支原体肺炎治疗首选药	红霉素

对比 5

闭合性气胸胸腔压力的特点	抽气后压力下降不复升
交通性气胸胸腔压力的特点	抽气后压力又可复升
张力性气胸胸腔压力的特点	胸腔内压力持续升高，抽气后压力迅速复升

对比 6

开放性气胸的特殊病理变化	纵膈扑动
张力性气胸的特殊病理变化	胸腔内压高于大气压

对比类

对比 7

夜间咳嗽多见于	肺结核
金属音咳嗽多见于	支气管肺癌
突然发作性咳嗽多见于	支气管哮喘

对比 8

心房颤动的脉搏特点	短绌脉
心包积液的脉搏特点	奇脉
心力衰竭的脉搏特点	交替脉
主动脉瓣关闭不全的脉搏特点	水冲脉

对比 9

二尖瓣狭窄	左心房及右心室增大，心影呈梨形
主动脉瓣狭窄	左心室增大和主动脉瓣钙化影
主动脉瓣关闭不全	左心室增大，心影呈靴形

对比 10

大剂量使用利多卡因可致	嗜睡、抽搐、呼吸抑制
大剂量使用胺碘酮可致	房室传导阻滞
苯妥英钠的不良反应	中性粒细胞数量减少

对比类

对比 11

胺碘酮抗心律失常的作用机制	延长动作电位时程
维拉帕米抗心律失常的作用机制	阻滞钙通道

对比 12

二尖瓣狭窄最重要的心脏体征	心尖区舒张期隆隆样杂音
主动脉瓣狭窄最重要的心脏体征	主动脉瓣区响亮、粗糙的收缩期吹风样杂音
主动脉瓣关闭不全最重要的心脏体征	主动脉瓣第二听诊区舒张期叹气样杂音

对比 13

扩张冠状动脉	硝酸甘油
防止冠脉血栓扩展	肝素
减慢心率，降低心肌耗氧量	三磷酸腺苷

对比 14

心肌梗死溶栓患者护理措施中需特别注意	观察有无出血倾向
服用降压药患者护理措施中需特别注意	防止直立性低血压
急性心肌炎患者护理措施中需特别注意	卧床直到症状消失、心电图正常

对比类考点

对比 15

支气管哮喘的高血压患者，不宜使用的降压药物	β受体拮抗剂
可引起干咳等不良反应的药物	血管紧张素转化酶抑制剂
可引起头痛、面红、心悸、下肢水肿等不良反应的药物	钙通道阻滞剂

对比 16

墨菲（Murphy）征阳性见于	急性结石性胆囊炎
腹部 X 线检查见膈下游离气体见于	胃十二指肠穿孔
听诊到腹部高调肠鸣音见于	急性机械性肠梗阻

对比 17

上消化道大出血者	禁食
肝性脑病昏迷者	禁食蛋白质
肝硬化肝功能正常者	高蛋白饮食

对比 18

肾小球肾炎产生水肿的主要机制	肾小球滤过率下降
肾病性水肿的主要机制	大量蛋白尿导致低蛋白血症

对比类考点

对比 19

急性肾小球肾炎常见的尿异常	肉眼血尿
肾病综合征常见的尿异常	大量蛋白尿
急性肾盂肾炎常见的尿异常	脓尿

对比 20

缺铁性贫血属于	小细胞低色素性贫血
再生障碍性贫血属于	正细胞正色素性贫血
营养性巨幼细胞贫血属于	大细胞性贫血

对比 21

缺铁性贫血治疗首选	硫酸亚铁
慢性再生障碍性贫血治疗首选	雄激素
慢性粒细胞白血病治疗首选	羟基脲
特发性血小板减少性紫癜治疗首选	糖皮质激素

对比 22

常为急性白血病患者的首发症状	贫血
常为慢性淋巴细胞白血病患者的体征	淋巴结肿大
慢性粒细胞白血病患者最显著的体征	脾大

对比类

对比 23

治疗白血病的药物中会引起心脏毒性的是	柔红霉素
治疗白血病的药物中会引起出血性膀胱炎的是	环磷酰胺
治疗白血病的药物中会引起口腔黏膜溃疡的是	甲氨蝶呤

对比 24

1 型糖尿病	多见于青幼年，“三多一少”症状明显
2 型糖尿病	多见于中老年，“三多一少”症状不明显
糖尿病典型表现	多尿、多饮、多食、消瘦
糖尿病酮症酸中毒特征性表现	呼吸有烂苹果味
低血糖表现	饥饿感、心慌、手抖、出汗、头晕

对比 25

有机磷农药中毒的烟碱样症状	肌束震颤
有机磷农药中毒的毒蕈碱样症状	瞳孔缩小、流涎

对比 26

脑栓塞	风湿性心脏病二尖瓣狭窄患者突然偏瘫
脑血栓形成	晨起时发现一侧肢体瘫痪，意识清醒
脑出血	情绪激动时突然昏迷伴偏瘫
蛛网膜下腔出血	突然剧烈头痛伴脑膜刺激征，无肢体瘫痪

对比类

对比 27

为明确癫痫诊断应做的检查	脑电图
为明确癫痫病因应做的检查	电子计算机断层扫描（CT）和 MRI

对比 28

高渗性缺水	5% 葡萄糖溶液
轻度代谢性酸中毒	0.9% 生理盐水
等渗性缺水患者大量补液	平衡盐溶液
轻度低渗性缺水	0.9% 生理盐水

对比 29

肾性急性肾衰竭最常见的原因	严重挤压伤
肾后性急性肾衰竭最常见的原因	双侧输尿管结石

对比 30

急性阑尾炎术后，应采取的体位	半卧位
脑外伤开颅术后，应采取的体位	头高足低位

对比 31

单个毛囊及其皮脂腺的急性化脓性炎	疖
肢体可见一条或多条红线，硬而有压痛，可能是	急性淋巴管炎
经接触传染的感染病变	丹毒

对比类

对比 32

甲状腺大部切除术后，出现手足抽搐，可能是术中损伤	甲状旁腺
甲状腺大部切除术后，出现声音嘶哑，可能是术中损伤	单侧喉返神经
甲状腺大部切除术后，饮水出现呛咳，可能是术中损伤	喉上神经内侧支

对比 33

对闭合性多根多处肋骨骨折患者首要的急救措施	局部固定、加压包扎
对开放性气胸的患者首要的处理措施	封闭伤口
对张力性气胸的患者首要的处理措施	穿刺减压

对比 34

损伤性气胸患者共同的体征	气管向健侧移位
开放性气胸患者独有的体征	皮下气肿
张力性气胸患者特有的体征	呼吸时可闻及嘶嘶样声音

对比 35

急性阑尾炎腹痛的特点	转移性右下腹痛
机械性肠梗阻腹痛的特点	阵发性腹部绞痛
绞窄性肠梗阻腹痛的特点	持续腹部绞痛伴阵发性加重
十二指肠溃疡急性穿孔腹痛的特点	突发上腹部刀割样剧痛

对比类

对比 36

一过性脑缺血表现见于	椎动脉型颈椎病
压头试验阳性体征见于	神经根型颈椎病
随病情加重，可发生自上而下的上运动神经元性瘫痪见于	脊髓型颈椎病

对比 37

诊断早期妊娠快速、准确的方法	B 超检查
测定有无排卵简单易行的方法	基础体温测定

对比 38

除胎盘附着处外，子宫腔表面内膜修复所需时间	产后 3 周
正常产褥期的时间	产后 6 周
产后子宫进入盆腔，在腹部摸不到宫底的时间	产后 10 d

对比 39

滴虫性阴道炎患者行阴道内冲洗时应选用	1% 乳酸溶液
外阴阴道假丝酵母菌病患者行阴道内冲洗应选用	2% ~ 4% 碳酸氢钠溶液

对比 40

黄体功能不全功能失调子宫出血（简称：功血）	黄体期孕激素分泌不足，月经周期缩短
子宫内膜脱落不全功血	黄体萎缩不全，月经周期正常，经期延长

对比类

对比 41

葡萄胎与侵蚀性葡萄胎的主要鉴别点	有无肌层浸润
绒毛膜癌与侵蚀性葡萄胎的主要鉴别点	有无绒毛结构

对比 42

口服药物流产适用于	孕 7 周内
人工流产钳刮术适用于	孕 10 ~ 14 周

对比 43

新生儿易受革兰氏阴性菌感染是由于体内缺乏	IgM
小儿从母体经胎盘获得的特异性抗体	IgG
母乳尤其初乳中含有的特异性抗体	SIgA

对比 44

极低出生体重儿	< 1 500 g
超低出生体重儿	< 1 000 g

对比 45

急性腹泻病程	< 2 周
慢性腹泻病程	> 2 个月
迁延性腹泻病程	2 周 ~ 2 个月

对比类

对比 46

疱疹性口炎的病原体	单纯疱疹病毒
疱疹性咽峡炎的病原体	柯萨奇病毒
咽结合膜热的病原体	腺病毒

对比 47

动脉导管未闭	胸骨左缘第 2 肋间杂音
房间隔缺损	胸骨左缘第 2 ～ 3 肋间杂音
室间隔缺损	胸骨左缘第 3 ～ 4 肋间杂音
法洛四联症	胸骨左缘第 2 ～ 4 肋间杂音

03 第三部分 题眼/关键词

内科篇

序号	题眼 / 关键词	答案
1	在我国发生 COPD 的主要病因	□ 吸烟
2	对于 COPD 最有价值的检查	□肺功能检查（第一秒用力呼吸量占用力肺活量百分率）（FEV_1/ FVC ＜ 70%）
3	COPD 患者改善预后的首选方法	□长期家庭氧疗
4	COPD 急性发作期首要的治疗	□控制肺部感染
5	COPD 的吸氧方法	□持续低流量、低浓度吸氧
6	氧浓度的计算公式	□吸入氧浓度（%）＝21+4× 氧流量
7	COPD 患者突发胸痛、呼吸困难、叩诊鼓音	□自发性气胸
8	COPD 患者 CO_2 潴留，导致意识障碍、昏迷	□肺性脑病
9	COPD 患者出现双下肢水肿，肝颈静脉回流征阳性	□慢性肺源性心脏病
10	特发性肺动脉高压的首选检查	□超声心动图
11	在我国肺心病最常见的病因	□ COPD
12	慢性肺源性心脏病最根本（最重要）的治疗	□控制感染
13	支气管哮喘的本质	□气道的慢性炎症
14	支气管哮喘禁用药物	□吗啡

序号	题眼 / 关键词	答案
15	支气管哮喘或心源性哮喘都可用	□茶碱类（氨茶碱）
16	支气管扩张的典型 X 线表现	□双轨征
17	支气管扩张的咯血首选治疗药物	□垂体后叶素
18	支气管扩张的咯血，局部反复发病，首要的治疗	□手术切除局部病变组织
19	社区获得性肺炎最常见的球菌	□肺炎链球菌
20	社区获得性肺炎最常见的杆菌	□流感嗜血杆菌
21	小细胞肺癌首选的治疗方案	□化疗
22	$PaO_2 < 60$ mmHg	□ Ⅰ 型呼吸衰竭
23	$PaO_2 < 60$ mmHg,$PaCO_2 \geqslant 50$ mmHg	□ Ⅱ 型呼吸衰竭
24	Ⅰ 型呼吸衰竭发生的主要机制	□弥散功能障碍
25	Ⅱ 型呼吸衰竭发生的主要机制	□肺泡通气量下降
26	肺血栓栓塞发生的主要机制	□通气／血流比例失调
27	胸腔积液的首选检查	□ B 超检查
28	胸腔积液的确诊检查	□胸腔穿刺抽液＋活检
29	肺部叩诊实音或浊音＋腺苷脱氨酶（ADA）＞ 45 IU/L	□结核性胸腔积液
30	结核性胸膜炎胸腔积液蛋白质含量高，容易引起胸膜粘连，治疗原则	□应尽快抽胸腔内积液或于肋间插细管引流
31	胸腔闭式引流量每小时大于 200 mL，持续 3 h	□进行性血胸
32	对进行性血胸首要的处理方式	□开胸探查手术
33	急性脓胸的首要治疗	□及早反复胸腔穿刺抽脓
34	最容易发生肋骨骨折的部位	□第 4 ～ 7 肋

序号	题眼 / 关键词	答案
35	表现为反常呼吸、连枷胸	□多根多处肋骨骨折
36	突发胸痛+呼吸困难+肺部叩诊鼓音+呼吸音消失	□气胸
37	气胸的首选检查	□胸部 X 线检查
38	闭合性气胸的胸穿的治疗指征	□肺压缩量小于 30%
39	心力衰竭最常见的病因	□冠心病
40	心力衰竭患者症状加重最常见的诱因	□感染
41	下肢对称性水肿+肝颈静脉回流征阳性+心界向左扩大	□慢性右心衰竭
42	呼吸困难症状好转+心界向两侧扩大	□全心功能不全
43	心力衰竭最常见的失代偿期的体征	□奔马律
44	心力衰竭最根本的治疗	□控制感染（肺部感染）
45	洋地黄的作用机制	□抑制 Na^{+}-K^{+}-ATP 酶
46	洋地黄的最佳适应证	□心力衰竭+心房颤动
47	洋地黄中毒后最早表现	□室性期前收缩
48	洋地黄中毒后出现室性期前收缩的首选药物	□苯妥英钠、利多卡因
49	呼吸困难+咳粉红色泡沫状痰+双肺湿啰音	□急性左心衰竭
50	急性左心衰竭的首选药物	□硝普钠、呋塞米、洋地黄
51	急性左心衰竭的禁用药物	□ β 受体阻滞剂
52	P 波提前发生（窦性 P 波形态不同）	□房性期前收缩
53	P 波消失，代之 F 波，F 波频率为 350 ~ 600 次 /min；心室率为 100 ~ 160 次 /min	□心房颤动
54	阵发性室上性心动过速首选的药物	□维拉帕米

序号	题眼 / 关键词	答案
55	提前出现宽大畸形的 QRS 波，期前无 P 波	□室性期前收缩
56	心电图显示：心室夺获及室性融合波	□室性心动过速
57	室性心动过速合并血流动力学稳定的首选药物	□利多卡因
58	室性心动过速合并血流动力学不稳定，有休克患者，及时行	□直流电复律
59	意识模糊＋波形、振幅与频率极不规则的颤动波	□心室颤动
60	最有效的终止室颤的方法	□非同步电除颤
61	中老年人心搏骤停发生的最常见原因	□冠心病
62	心肺复苏的患者，胸外按压的按压频率	□ 100 ～ 120 次／min
63	心肺复苏的患者，胸骨压低，至少下陷	□ 5 ～ 6 cm
64	冠心病最有意义的检查	□冠状动脉造影
65	心绞痛患者缓解症状首选的药物	□硝酸甘油
66	心绞痛患者改善预后首选的药物	□硝酸甘油
67	变异型心绞痛首选	□钙离子通道阻滞剂（硝苯地平）
68	心肌梗死患者，入院前最主要死亡原因	□心室颤动
69	心肌梗死患者的首选检查	□心电图
70	心肌梗死患者最有意义的检查	□心肌酶
71	心电图 V_1 ～ V_3 导联 ST 段抬高	□前间壁心肌梗死
72	心电图 V_1 ～ V_4 导联 ST 段抬高	□前壁心肌梗死
73	血栓闭塞性脉管炎的确诊试验	□肢体抬高试验（Buerger 试验）
74	大隐静脉及其属支曲张＋内踝周围色素沉着	□单纯下肢静脉曲张

序号	题眼 / 关键词	答案
75	大隐静脉瓣膜功能试验	□ Trendelenburg 试验
76	深静脉通畅试验	□ Perthes 试验
77	交通静脉瓣膜功能试验	□ Pratt 试验
78	单纯下肢静脉曲张 + Trendelenburg 试验（+） + Perthes 试验（-） 的首选治疗	□隐静脉高位结扎 + 分段剥脱术
79	下肢深静脉血栓的首选治疗	□溶栓治疗
80	下肢深静脉血栓的禁忌治疗	□止血药
81	胸骨后反酸、烧心、烧灼感 + 抗酸治疗有效	□胃食管反流病
82	食管癌最常见的病理组织类型	□鳞癌
83	食管癌常见病理类型	□髓质型、缩窄型、蕈伞型、溃疡型、腔内型
84	食管癌早期表现	□哽咽感，胸骨后摩擦样、针刺样疼痛
85	食管癌晚期表现	□进行性吞咽困难
86	食管癌的筛查试验	□食管拉网试验
87	食管癌的确诊检查中，最有价值的检查	□胃镜 + 活检
88	食管癌的首选检查	□食管钡餐检查
89	治疗食管癌的首选方法	□手术治疗
90	年老体弱、心肺功能障碍患者的颈段、胸上段的食管癌	□单纯放射治疗
91	食管癌伴有严重进食困难者，为了改善生活质量首选	□胃造瘘术
92	为空肠起始部的标志，区分上、下消化道的标志	□十二指肠悬韧带（Treitz 韧带）
93	胃体主细胞分泌	□胃蛋白酶原

序号	题眼 / 关键词	答案
94	胃体壁细胞分泌	□盐酸和内因子
95	胃窦 G 细胞分泌	□胃泌素
96	急性胃炎最常见的病因	□病原体感染
97	急性胃炎首选药物	□奥美拉唑
98	胃镜显示黏膜呈红黄色相间，以红色为主，或黏膜皱襞肿胀增粗	□慢性非萎缩性胃炎
99	慢性非萎缩性胃炎的确诊检查	□胃镜＋活检
100	慢性胃炎最常见的病因	□幽门螺杆菌（Hp）感染
101	慢性胃炎最有价值、最可靠的诊断方法	□胃镜＋活检
102	三联或四联药物抗 Hp 治疗的用药时间	□ 10 ~ 14 d
103	消化性溃疡病最重要的发病原因	□ Hp 感染
104	消化性溃疡病最主要致病力、具有侵袭性的因素	□盐酸
105	进食痛（进食→疼痛→缓解）＋胃窦胃小弯和胃角	□胃溃疡
106	饥饿痛（疼痛→进食→缓解）＋十二指肠球部	□十二指肠溃疡
107	消化性溃疡最有价值（最可靠）的诊断方法	□胃镜＋活检
108	消化性溃疡穿孔的典型体征	□肝浊音界消失
109	溃疡病史＋突发剧烈腹痛＋肝浊音界消失	□消化性溃疡穿孔
110	消化性溃疡穿孔最有价值的检查	□立体 X 线检查腹平片（金标准）
111	毕 II 氏手术后出现少量食物，不含胆汁	□急性完全性输入段梗阻
112	毕 II 氏手术后出现大量胆汁，不含食物	□慢性不完全性输入段梗阻
113	毕 II 氏手术后出现含有胆汁的食物	□输出段梗阻

序号	题眼 / 关键词	答案
114	毕Ⅱ氏手术后出现食物，不含胆汁	□吻合口梗阻
115	毕Ⅱ氏手术后出现大肠液渗出，导致机体低血容量表现，如头晕、面色苍白等，多发生在餐后 30 min 左右	□早期倾倒综合征
116	毕Ⅱ氏手术后，胰岛素分泌增多引起的反应性低血糖，多发生在餐后 2 ～ 4 h	□晚期倾倒综合征
117	胃癌最常见的病因	□幽门螺杆菌感染
118	胃癌的好发部位	□胃窦部小弯侧
119	胃癌最常见的病理类型	□腺癌
120	胃癌的主要转移途径	□淋巴转移
121	胃癌最常见的转移部位	□肝
122	胃癌最终转移的淋巴结	□左锁骨上淋巴结
123	中老年人＋上腹不规律腹痛＋剑突下肿物＋消瘦贫血貌	□胃癌
124	胃癌最有意义的检查	□胃镜＋活检
125	胃癌首选的治疗方式	□胃癌根治术
126	胃癌导致的梗阻、穿孔、出血等并发症而做的手术，首要手术方式	□姑息性手术
127	在我国肝硬化最常见的病因	□乙型肝炎
128	肝硬化患者，出现在上腔静脉的回流区域；体内雌激素升高所致	□肝掌和蜘蛛痣
129	门静脉高压；有效循环血量不足；低蛋白血症；继发性醛固酮及抗利尿激素增多；肝淋巴量超过了淋巴循环引流能力	□肝硬化患者出现腹水的病因
130	低热、乏力＋黄疸＋假小叶形成	□肝硬化

序号	题眼 / 关键词	答案
131	肝硬化患者最有价值的检查	□肝穿刺活检
132	胆囊结石的首选检查	□ B 超检查
133	有症状的胆囊结石患者首选的治疗	□腹腔镜胆囊切除术
134	右上腹腹痛 + 向右肩部放射 + 墨菲征（Murphy 征）(+)+B 超胆囊壁增厚	□急性胆囊炎
135	急性胆囊炎的首选检查	□ B 超检查
136	急性胆囊炎的首选治疗	□腹腔镜胆囊切除术
137	腹痛、寒战高热、黄疸	□夏科 (Charcot) 三联征
138	Charcot 三联征：腹痛、寒战高热、黄疸	□肝外胆管结石
139	肝外胆管结石首选的治疗方案	□胆总管切开取石、T 管引流
140	胆总管切开取石、T 管引流中 T 管的拔出时间	□术后第 14 天
141	腹痛 + 寒战高热 + 黄疸 + 休克 + 中枢神经系统抑制	□雷诺尔德（Reynolds 五联征）
142	Charcot 三联征 + 休克、中枢神经系统抑制表现	□急性梗阻性化脓性胆管炎
143	急性梗阻性化脓性胆管炎的首选检查	□腹部 B 超检查
144	进行性黄疸 + 胆囊不肿大	□肝门部胆管癌
145	进行性黄疸 + 无痛性肿大胆囊	□胆管癌
146	在我国急性胰腺炎的主要病因	□胆道疾病
147	中上腹部或偏左侧的持续性腹痛，向腰背部反射	□急性胰腺炎
148	急性胰腺炎患者，腰部两侧皮肤呈暗灰蓝色	□格雷 · 特纳 (Grey-Turner) 征
149	急性胰腺炎患者，脐周皮肤青紫	□卡伦 (Cullen) 征

序号	题眼 / 关键词	答案
150	急性胰腺炎患者，首选的检查	□血淀粉酶
151	腹部肿块 + 无痛进行性黄疸 +Courvoisier(库瓦济埃) 征	□胰头癌
152	胰头癌早期表现	□上腹痛和不适
153	胰头癌晚期表现	□进行性黄疸
154	溃疡性结肠炎最常见的部位	□直肠和乙状结肠
155	溃疡性结肠炎的病变局限于	□黏膜和黏膜下层
156	左下腹痛 + 黏液脓血便 + 里急后重 + 抗生素治疗无效	□溃疡性结肠炎
157	溃疡性结肠炎的确诊检查	□结肠镜
158	肠梗阻最常见的原因	□肠粘连
159	肠梗阻有固定压痛和腹膜刺激征，移动性浊音阳性，X 线检查可见孤立、突出胀大的肠袢，	□绞窄性肠梗阻
160	回肠、结肠梗阻，呕吐物有粪臭味 +X 线检查可见阶梯状液平面	□低位肠梗阻
161	绞窄性肠梗阻的首要治疗	□立刻手术治疗
162	儿童 + 腹痛、血便、腹部包块 + 杯口征或弹管征	□肠套叠
163	青年人 + 剧烈运动 + 痛吐胀闭	□小肠扭转
164	老年人 + 痛吐胀闭 + 巨大肠袢 +X 线钡餐：鸟嘴征	□乙状结肠扭转
165	结肠癌的好发部位	□乙状结肠
166	结肠癌最常见的病理类型	□鳞癌
167	右侧结肠 (肿块型) 最常见的表现	□贫血

序号	题眼 / 关键词	答案
168	左侧结肠（浸润型）最常见的表现	□肠梗阻
169	排便习惯和粪便性状改变 + 腹痛	□肠梗阻
170	结肠癌最有价值的检查	□直肠镜 + 活检
171	肠结核的好发病变多位于	□回盲结合部
172	腹痛→餐后加重→排便或肛门排气后缓解	□肠结核的腹痛的规律
173	右下腹痛 + 无脓血，不伴里急后重 + 有时腹泻与便秘交替 + 结核中毒症状，常有低热、盗汗等	□肠结核
174	肠结核最有价值的检查	□结肠镜检查 + 活检
175	阑尾炎患者为什么会发生缺血坏疽	□无侧支的终末动脉
176	急性阑尾炎患者用于诊断的检查	□结肠充气试验（Rovsing 征）
177	急性阑尾炎患者，说明阑尾位于盲肠后位，腰大肌前方	□腰大肌试验（Psoas 征）
178	急性阑尾炎患者，说明阑尾位于盆腔，位置很低	□闭孔内肌试验（Obturato 征）
179	转移性右下腹痛	□急性阑尾炎
180	典型的转移性右下腹痛 + 麦氏点压痛、反跳痛、肌紧张	□急性阑尾炎
181	肛门周围红肿热痛 + 波动感	□直肠肛管周围脓肿
182	直肠肛管周围脓肿的形成伴有波动感	□切开引流
183	肛门周围的肉芽肿性管道 + 排出脓性分泌物	□肛瘘
184	低位肛瘘的主要治疗方法	□肛瘘切除
185	高位肛瘘的主要治疗方法	□挂线疗法
186	无痛性便后出血 + 蹲位时有肿物脱出	□内痔

序号	题眼 / 关键词	答案
187	肛周暗紫色长条圆形肿物 + 表面皮肤水肿 + 质硬 + 压痛明显	□血栓性外痔
188	内痔好发于截石位的几点钟位置	□ 3、7、11 点
189	直肠癌的筛查	□大便潜血试验
190	直肠癌的首选检查	□直肠指诊
191	直肠癌的确诊检查	□纤维结肠镜内镜 + 活检
192	上消化道出血最常见的原因	□消化性溃疡
193	外侧边是腹壁下动脉，内侧边是腹直肌外缘，底边是腹股沟韧带	□直疝三角
194	青少年或儿童 + 按住深环后肿物不再突出	□斜疝
195	老年人 + 半球形肿物 + 按住深环后肿物再突出	□直疝
196	腹外疝 + 血性腹水或血性呕吐物	□绞窄性疝
197	易复性疝最常见的内容物	□小肠
198	最常见的腹腔脏器损伤	□脾破裂
199	慢性肾小球肾炎患者的治疗目的	□延缓疾病的进展
200	①尿蛋白定量超过3.5 g/d; ②血浆白蛋白质量浓度低于30 g/L; ③水肿；④血脂升高。其中①和②是诊断的必备条件	□肾病综合征 (NS) 的 4 个诊断标准
201	肾病综合征患者用激素治疗的时间不少于	□ 8 周
202	肾病综合征患者用激素治疗无效时，加用的免疫抑制剂	□环磷酰胺
203	肾病综合征最常见的并发症	□感染
204	泌尿系统最常见的恶性肿瘤	□膀胱肿瘤

序号	题眼 / 关键词	答案
205	无痛性全程肉眼血尿 + 血凝块	□膀胱癌
206	前列腺癌最常见的分型	□腺癌
207	前列腺癌最常侵犯的前列腺部位	□外周带
208	血清前列腺特异性抗原 (PSA) 测定	□前列腺癌筛查
209	直肠指检	□前列腺癌首选检查
210	经直肠 B 超引导下前列腺穿刺 + 活检	□前列腺癌确诊
211	腰腹部包块 + 表面光滑且有波动感 + 腰痛或压痛	□肾积水
212	前列腺增生的发生部位	□移行带
213	高血压 + 低血钾	□原发性醛固酮增多症
214	原发性醛固酮增多症的首选治疗药物	□螺内酯
215	原发性慢性肾上腺皮质功能减退症的首选治疗药物	□氢化可的松
216	青少年 + 三多一少（多饮、多食、多尿、体重减轻）+ 空腹血糖大于 7.0 mmol/L+ 容易并发糖尿病酮症酸中毒	□ 1 型糖尿病
217	中老年 + 三多一少（多饮、多食、多尿、体重减轻）+ 空腹血糖大于 7.0 mmol/L+ 较少并发糖尿病酮症酸中毒	□ 2 型糖尿病
218	二甲双胍通过抑制肝葡萄糖输出，改善外周组织对胰岛素的敏感性，增加对葡萄糖的摄取和利用，从而降低血糖	□二甲双胍的机制
219	2 型糖尿病的一线用药及联合用药	□二甲双胍
220	二甲双胍最常见的副作用	□消化道反应
221	二甲双胍最严重的副作用	□乳酸性酸中毒
222	肾功能不全的糖尿病患者不宜单独使用的药物	□二甲双胍

序号	题眼 / 关键词	答案
223	2 型糖尿病非肥胖患者首选的降糖药物	□格列本脲
224	磺脲类降糖药最常见且重要的反应	□低血糖反应
225	糖尿病患者，中度肾功能减退时可选用	□格列喹酮
226	延缓碳水化合物的吸收，用于降低餐后高血糖	□α-葡萄糖苷酶抑制剂的降糖机制
227	适用于空腹血糖正常（或不太高）而餐后血糖明显升高	□阿卡波糖
228	阿卡波糖最常见的不良反应	□胃肠道反应
229	1 型糖尿病的主要死因	□糖尿病肾病
230	2 型糖尿病的主要死因	□心脑血管疾病
231	反复呕吐、长期胃肠减压 $+Na^+ < 130$ mmol/L	□低渗性脱水
232	低渗性脱水的首选的治疗	□高渗盐水
233	肠漏、急性肠梗阻 $+Na^+$ 为 130 ～ 150 mmol/L	□等渗性脱水
234	等渗性脱水首选的治疗	□平衡盐溶液
235	高热、大汗 + 口渴	□高渗性脱水
236	高渗性脱水首选的治疗	□低渗盐水或 5% 葡萄糖溶液
237	系统性红斑狼疮（SLE）的病变基础	□血管炎
238	类风湿关节炎的病变基础	□滑膜炎
239	骨关节炎的病变基础	□关节软骨退变
240	痛风的病变基础	□血尿酸
241	蝶形红斑或盘状红斑 + 多系统病变 + 多种抗体（抗 Sm，抗 dsDNA）阳性	□ SLE
242	SLE 筛查的抗体	□抗核抗体（ANA）

序号	题眼 / 关键词	答案
243	SLE 患者，与病情活动有关及与狼疮肾损害相关的抗体	□抗双链 DNA(dsDNA) 抗体
244	全身、对称、四肢小关节肿痛 + 类风湿结节 + 晨僵时间大于 1 h	□类风湿性关节炎
245	类风湿性关节炎最早侵犯的关节	□近端指间关节
246	类风湿性关节炎最常受累的关节	□腕关节、掌指关节、近端指间关节
247	类风湿性关节炎最有意义的检查	□双手的 X 线检查
248	高尿酸血症 + 第一跖趾关节红肿热痛功能障碍	□痛风
249	鼠疫、霍乱	□甲类传染病
250	乙肝、严重急性呼吸综合征（SARS）、禽流感、艾滋病、病毒性肝炎、脊髓灰质炎、人感染高致病性禽流感、麻疹、流行性出血热、百日咳、白喉、新生儿破伤风、猩红热、疟疾、钩体病等	□乙类传染病
251	风疹、流感、手足口病、麻风病、流行性腮腺炎、黑热病等	□丙类传染病
252	传播途径：空气、飞沫、尘埃	□ SARS，流感等

外科篇		
序号	题眼 / 关键词	答案
1	青枝骨折、裂缝骨折	□不完全骨折
2	青枝骨折、裂缝骨折、嵌插性骨折、横行骨折、椎体压缩性骨折	□稳定性骨折
3	最容易发生休克的骨折	□骨盆骨折和股骨干骨折
4	畸形、反常活动、骨擦音 / 骨擦感	□骨折专有体征
5	骨折和脱位的首选检查	□ X 线检查
6	脊髓、神经损伤首选检查	□ MRI 检查
7	膝关节韧带检查首选检查	□ MRI 检查
8	早期股骨头坏死首选检查	□ MRI 检查
9	复位（解剖复位和功能复位）、固定（内固定和外固定）、功能锻炼（康复训练）	□骨折的治疗原则
10	肢体明显肿胀 + 疼痛 + 肢体末梢的感觉血运障碍	□骨筋膜室综合征
11	骨筋膜室综合征首要的治疗方法	□早期切开，减压
12	上臂肿胀、畸形 + 骨摩擦感	□肱骨干骨折
13	肱骨干骨折后容易损伤的神经	□桡神经
14	肱骨干骨折合并桡神经损伤时的首要治疗	□及时切开复位内固定
15	肱骨干与肱骨髁交界处发生的骨皮质不连续	□肱骨髁上骨折
16	肱骨髁上骨折肘后三角关系的特点	□肘后三角关系正常
17	最容易出现神经和血管损伤的骨折	□肱骨髁上骨折
18	骨折远端向背侧及桡侧移位 + 银叉样、枪刺样畸形	□伸直型桡骨远端骨折（Colles 骨折）

序号	题眼 / 关键词	答案
19	Colles 骨折侧面观察	□银叉样畸形
20	Colles 骨折正面观察	□枪刺手畸形
21	胫骨的中 1/3 骨折，最常见的并发症	□骨筋膜室综合征
22	严重创伤 + 休克 + 骨盆挤压和分离试验阳性	□骨盆骨折
23	肩部外伤史 + 搭肩试验（Dugas 征）阳性 + 方肩畸形	□肩关节脱位
24	髋关节最容易的脱位	□后脱位
25	髋部外伤史 + 屈曲、内收、内旋畸形	□髋关节后脱位
26	髋部外伤史 + 屈曲、外展、外旋畸形	□髋关节前脱位
27	50 岁左右 + 肩关节活动障碍	□肩关节周围炎
28	肩关节周围炎的主要治疗方法	□肩关节主动活动
29	长期服用激素、饮酒 + 髋关节疼痛、活动受限	□股骨头缺血性坏死
30	股骨头缺血性坏死伴有严重关节炎的患者首选	□人工关节置换术
31	颈肩痛，向上肢放射 + 上臂牵拉试验（Eaton 征）阳性 + 压头试验（Spurling 征）阳性	□神经根型颈椎病
32	眩晕、猝倒、头痛、视觉障碍	□椎动脉型颈椎病
33	四肢乏力，行走、持物不稳 + 病理征阳性	□脊髓型颈椎病
34	脊髓型颈椎病治疗的禁忌	□按摩
35	脊髓型颈椎病的首选治疗方法	□手术解除脊髓压迫
36	腰痛 + 坐骨神经痛 + 直腿抬高试验阳性	□腰椎间盘突出症
37	腰椎间盘突出症的首选检查	□ X 线检查

序号	题眼 / 关键词	答案
38	腰椎间盘突出症的确诊（定位诊断）检查	□ CT 检查
39	腰椎间盘突出症的脊髓、神经损伤检查	□首选 MRI 检查
40	腰椎管狭窄症与腰椎间盘突出症的主要鉴别点	□是否有间歇性跛行
41	腰椎间盘突出症首要的治疗	□卧床休息 3 周
42	腰椎间盘突出症 + 大小便功能障碍（马尾综合征）	□髓核摘除术
43	急性血源性骨髓炎最常见的病原菌是	□金黄色葡萄球菌
44	破伤风杆菌属于革兰氏染色什么性质的细菌	□阳性
45	破伤风首先累及的肌肉	□咀嚼肌
46	破伤风被动免疫后的首选治疗方法	□人破伤风抗毒素 3000～6000 IU，只用 1 次
47	气性坏疽最关键的治疗	□彻底清创
48	烧伤面积计算	□ 333，567，前后 13 下面 1，屁股是 5 双足 7，小腿 13 大 21
49	烧伤深度为生发层、真皮乳头层，水疱，感觉过敏	□浅Ⅱ度
50	烧伤深度为真皮层，红白色相间，疼痛迟钝	□深Ⅱ度
51	烧伤深度为全层，焦痂，痛觉消失	□Ⅲ度
52	Ⅱ度烧伤面积小于 10%	□轻度烧伤
53	Ⅱ度烧伤面积为 11%～30%；Ⅲ度烧伤面积小于 10%	□中度烧伤
54	烧伤总面积达 31%～50%；Ⅲ度烧伤达 11%～20%	□重度烧伤
55	烧伤总面积大于 50%；Ⅲ度烧伤面积大于 20%，已有严重并发症	□特重度烧伤

妇科篇

序号	题眼 / 关键词	答案
1	宫体与宫颈之间形成的最狭窄部分	□子宫峡部
2	宫颈外口是柱状上皮和鳞状上皮的交界处	□子宫颈癌的好发部位
3	女童为 1:2，成年妇女为 2:1，老年妇女为 1:1	□宫体与宫颈的比例
4	起始于两侧子宫角，向前、下终止于大阴唇的前端，维持子宫前倾位置	□圆韧带
5	宫体两侧和骨盆侧壁之间，维持子宫左右固定	□阔韧带
6	宫颈两侧和骨盆侧壁之间，防止子宫下垂	□主韧带
7	起始于子宫颈阴道上部后面，止于骶骨前面，维持子宫前倾位置	□宫骶韧带
8	输卵管中，有“拾卵”作用	□伞部
9	输卵管中，受精最常见部位，也是异位妊娠的最常见部位	□壶腹部
10	输卵管中最狭窄部分	□间质部
11	女性第二性征的最初特征，女性青春期发动的标志	□乳房发育
12	青春期的重要标志，通常出现于乳房发育 2 年后	□月经初潮
13	排卵常发生在	□下次月经来潮的前 14 d 左右
14	能让体温升高 0.3 ~ 0.5 ℃	□孕激素
15	促进水钠潴留的激素	□雌激素
16	促进水钠排泄的激素	□孕激素
17	心排出量自妊娠 10 周开始逐渐增加，至妊娠多少周达到高峰	□ 32 ~ 34 周
18	临产后在第几产程心排出量显著增加	□第二产程

序号	题眼 / 关键词	答案
19	妊娠最早的症状，但不是妊娠特有的症状	□停经
20	停经 6 周左右出现头晕、恶心、呕吐等表现，多在停经 12 周后自行消失	□早孕反应
21	停经 6 ~ 8 周双合诊检查时子宫峡部极软，感觉宫颈与宫体之间似不相连	□黑加征 (Hegar 征)
22	宫底的高度位于耻骨联合上方 2 ~ 3 指	□妊娠 12 周末
23	妊娠后最早可以触摸到宫底高度的时间	□妊娠 12 周末
24	妊娠几周用听诊器经孕妇腹壁能听到胎儿心音，每分钟 110 ~ 160 次	□妊娠 20 周
25	胎儿先露部位的指示点与母体骨盆的关系	□胎方位
26	胎体纵轴与母体纵轴的关系	□胎产式
27	最先进入骨盆入口的胎儿部分	□胎先露
28	从妊娠满 28 周 (即胎儿体重不低于 1 000 g 或身长不小于 35 cm) 至产后 1 周	□围生期
29	按末次月经第 1 天算起，月份减 3 或加 9，天数加 7	□预产期
30	无应激试验 (NST)，无反应型 NST	□及时终止妊娠
31	B 超检查中胎儿双顶径大于 8.5 cm，反映了	□胎儿成熟度
32	雌三醇大于 15 mg/24 h	□胎盘功能良好
33	尿雌激素与肌酐的比值大于 15	□胎盘功能良好
34	最主要的产力	□子宫收缩力
35	产力中，重要辅助力量的是	□腹壁肌及膈肌收缩力
36	产力中，协助内旋转和仰伸及娩出	□肛提肌收缩力
37	节律性、对称性、极性、缩复作用	□产力的特点

序号	题眼 / 关键词	答案
38	子宫体及子宫内膜恢复到正常值	□一般是产后 6 周
39	急性乳腺炎最容易发生在	□产后 1 周
40	孕产妇，在产后第几天略上升至平脐	□产后第 1 天
41	宫缩痛多在产后几天出现	□产后 1 ～ 2 d
42	血性恶露：多量红细胞、坏死蜕膜及少量胎膜	□持续 3 ～ 4 d
43	浆液恶露：坏死蜕膜组织、宫腔渗出液、宫颈黏液、少量红细胞及白细胞，且有细菌	□持续 10 d
44	白色恶露：大量白细胞，色泽较白，质地黏稠，镜下可见坏死蜕膜组织、表皮细胞及细菌等	□持续 3 周
45	导致早期流产最常见的原因	□染色体异常
46	导致晚期流产最常见的原因	□宫口松弛
47	妊娠小于 28 周 + 腹痛及阴道流血 + 宫口闭 + 子宫与孕周大小相符	□先兆流产
48	妊娠小于 28 周 + 腹痛及阴道流血 + 宫口开 + 子宫与孕周大小相符或略小	□难免流产
49	妊娠小于 28 周 + 腹痛及阴道流血 + 宫口开 + 子宫小于孕周大小	□不全流产
50	妊娠小于 28 周 + 腹痛及阴道流血 + 宫口闭 + 子宫恢复正常大小	□完全流产
51	死胎在宫内没有排出，最危险的并发症是弥散性血管内凝血（DIC）	□稽留流产
52	自然流产连续发生 3 次或 3 次以上	□复发性流产
53	最常见于不全流产	□流产合并感染
54	在不同类型流产中，可行保守治疗的是	□先兆流产
55	难免流产、不全流产及稽留流产首要的治疗方式	□清宫术
56	孕周不小于 28 周但小于 37 周，分娩胎儿，称为	□早产

序号	题眼 / 关键词	答案
57	有规则或不规则宫缩，伴宫颈管的进行性缩短	□先兆早产
58	妊娠不小于 42 周尚未分娩	□过期妊娠
59	异位妊娠最常见的病因	□输卵管炎
60	异位妊娠最常见的部位	□壶腹部妊娠
61	停经史 + 剧烈腹痛 + 休克 + 宫颈举痛 + 子宫漂浮感	□异位妊娠
62	异位妊娠的首选检查	□经阴道后穹隆穿刺抽血
63	子痫患者，首要的处理	□首先积极应用药物治疗，硫酸镁解痉→ 2 h 内终止妊娠
64	胎盘早剥患者常见的病因	□妊娠期高血压病史
65	胎盘早剥最重要的出血部位	□底蜕膜出血
66	妊娠高血压疾病 + 腹痛 + 阴道流血	□胎盘早剥
67	子宫硬，胎位摸不清，胎心听不清	□胎盘早剥的体征
68	胎动小于 6 次 /2 h 或减少 50% 以上者	□胎儿缺氧
69	正常胎心 110 ~ 160 次 /min，过大或过小	□胎儿缺氧
70	胎儿头皮血 pH $<$ 7.20，PaO_2 $<$ 10 mmHg	□酸中毒
71	胎儿窘迫的足月儿需要立即行	□剖宫产手术
72	心脏负担最重的时期，极易发生心力衰竭的时间	□分娩期
73	分娩患者，产程较慢，若宫口开，大于 3 cm，首要处理是	□人工破膜或催产素
74	分娩患者，胎头位于坐骨棘以下（s+ $>$ 3），首选	□产钳助产
75	分娩患者，头盆不称、未入盆、胎儿宫内缺氧，首选	□剖宫产

序号	题眼 / 关键词	答案
76	当破膜且宫颈口扩张至 6 cm 及以上时，若宫缩正常，宫颈口扩张不小于 4 h；若宫缩欠佳，宫颈口停止扩张不小于 6 h	□活跃期停滞
77	初产妇大于 3 h，经产妇大于 2 h	□第二产程延长
78	伴头盆不称、胎位异常或瘢痕子宫，出现病理性缩复环甚或子宫破裂	□病理缩复环
79	骨盆 3 个平面均狭窄，小于正常值 2 cm	□均小骨盆
80	坐骨棘间径小于 10 cm →中骨盆平面狭窄	□剖宫产
81	小于 15 cm →出口平面狭窄	□剖宫产
82	产妇剧烈腹痛 + 病理性缩复环 + 胎心减慢或触摸不清 + 血尿	□先兆子宫破裂
83	产后 24 h 内失血量大于 500 mL(宫产术中失血量大于 1 000 mL)	□产后出血
84	产后出血最常见的病因	□子宫收缩乏力
85	产后出血中，胎儿娩出后立即发生阴道流血，色鲜红	□软产道裂伤
86	产后出血中，胎儿娩出后数分钟出现阴道流血，色暗红	□胎盘因素
87	产后出血中，胎儿娩出后持续流血，且血液不凝	□凝血功能障碍
88	分娩过程中突发的呼吸困难、发绀 + 数分钟以内死亡	□羊水栓塞
89	羊水栓塞最有价值的检查	□血涂片查找羊水有形物质
90	胎膜破裂，脐带脱出于宫颈口外，降至阴道内，甚至露于外阴部	□脐带脱垂
91	脐带先露和脐带脱垂的首选检查	□腹部 B 超检查
92	脐带先露的患者，如果胎膜未破、宫缩良好，首要的处理方法	□取头低臀高位，密切观察
93	分娩 24 h 以后的 10 d 内，每天口表测量体温 4 次，间隔时间为 4 h，有 2 次体温不低于 38 ℃	□产褥病率

序号	题眼 / 关键词	答案
94	分娩 24 h 后在产褥期内发生的子宫大量出血	□晚期产后出血
95	维持阴道的酸环境，产生 H_2O_2 及其他抗菌生物因子	□乳杆菌
96	匀质、稀薄、灰白色阴道分泌物，臭味或鱼腥味	□细菌性阴道炎
97	白色豆渣样或凝乳样分泌物 + 外阴痒，外阴、阴道烧灼感	□外阴阴道念珠菌病
98	泡沫状白带	□滴虫性阴道炎
99	滴虫性阴道炎的主要传播途径	□性传播
100	滴虫性阴道炎的首选药物	□甲硝唑
101	老年女性 + 雌激素缺乏 + 阴道灼热感	□萎缩性阴道炎
102	宫颈癌发生的主要病因	□人乳头瘤病毒 (HPV) 感染
103	宫颈癌最常见的分型	□鳞状细胞癌
104	宫颈癌最常见的转移方式	□直接蔓延和淋巴结转移
105	中老年女性 + 接触性出血 (性交、同房后出血)	□宫颈癌
106	宫颈癌筛查方式	□宫颈刮片细胞学检查
107	宫颈癌的确诊检查	□宫颈及宫颈管活检
108	女性生殖器官最常见的良性肿瘤	□子宫肌瘤
109	子宫肌瘤最常见的类型	□肌壁间肌瘤
110	子宫肌瘤中易阻碍受精卵着床导致不孕的类型	□黏膜下肌瘤
111	月经量增多、经期延长 + 月经周期正常	□子宫肌瘤
112	子宫肌瘤最常见的变性	□玻璃样 (透明) 变

序号	题眼 / 关键词	答案
113	子宫内膜癌最常见的病理类型	□腺癌
114	子宫内膜癌的主要转移方式	□直接蔓延和淋巴结转移
115	中老年女性 + 绝经后阴道流血	□子宫内膜癌
116	子宫内膜癌最可靠、最有意义和价值的检查	□子宫分段诊刮
117	子宫 > 孕周 + 血清人绒毛膜促性腺素（HCG）水平异常升高	□葡萄胎
118	葡萄胎的首选检查	□ B 超检查
119	葡萄胎患者无须检测	□雌激素、孕激素
120	葡萄胎排空后必须严格避孕的时间	□ 1 年
121	葡萄胎首选的避孕方式	□避孕套
122	葡萄胎清宫术后半年以内 + 阴道流血	□侵蚀性葡萄胎
123	清宫术 1 年后或正常分娩、人工流产及清宫术后 + 阴道流血	□绒癌
124	青春期 + 月经量多少不等、经期长短不一	□无排卵性功能失调性子宫出血
125	无排卵性功能失调性子宫出血的子宫内膜的特点	□增生期改变，没有分泌期
126	无排卵性功能失调性子宫出血的体温	□单相体温
127	青春期无排卵功血的治疗首选	□止血、调整周期、促排卵
128	月经紊乱 + 自主神经功能失调 + 精神症状	□绝经综合征
129	绝经综合征最早的表现	□潮热
130	子宫内膜异位症最常见的部位	□卵巢
131	继发性痛经呈进行性加重 + 月经失调 + 性交痛	□子宫内膜异位症
132	子宫内膜异位症检查的最可靠方法	□腹腔镜检查

序号	题眼 / 关键词	答案
133	子宫内膜异位症首选的治疗方法	□促性腺激素释放激素激动剂（GnRH-a）
134	子宫脱垂主要的病因	□分娩等导致的主韧带损伤
135	①Ⅰ度轻型→宫颈外口尚未达到处女膜缘 ②Ⅰ度重型→宫颈外口已达处女膜缘 ③Ⅱ度轻型→宫颈已脱出至阴道口外 ④Ⅱ度重型→部分宫体已脱出至阴道口外 ⑤Ⅲ度→宫颈和宫体全部脱出至阴道口外	□子宫脱垂的分期
136	女性不孕因素中最主要的因素	□输卵管因素
137	男性不育因素中最主要的因素	□精液异常与输精障碍
138	宫内节育器（IUD）避孕的主要机制	□杀精毒胚和干扰着床
139	①月经干净后 3 ~ 7 d ②人工流产后可以立即放置 ③剖宫产后半年放置	□宫内节育器放置时间
140	宫内节育器取出的时间	□月经干净后 3 ~ 7 d
141	放置宫内节育器最常见的副反应	□不规则阴道流血
142	柱状上皮异位的女性首选的避孕措施	□甾体激素药物避孕
143	避孕药的最常见的副作用	□类早孕反应、阴道不规则流血
144	妊娠不大于 7 周，首选终止妊娠的方式	□药物流产（米非司酮）
145	妊娠 7 ~ 10 周，首选的终止妊娠的方式	□负压吸引术
146	妊娠不大于 10 周，首选的终止妊娠的方式	□钳刮术
147	吸宫术最常见的并发症	□吸宫不全
148	人工流产术的严重并发症，手术中出现无底感	□子宫穿孔

序号	题眼 / 关键词	答案
149	术中或术毕出现心动过缓、心律不齐、面色苍白、头昏、胸闷、大汗淋漓，严重者甚至出现血压下降、昏厥、抽搐等迷走神经兴奋症状	□人工流产综合反应
150	人工流产综合反应首要的治疗药物	□阿托品

儿科篇

序号	题眼 / 关键词	答案
1	衡量国家医疗卫生水平的指标，发病率、死亡率最高的阶段	□围生期（孕 28 周～生后 7 d）
2	发病率和死亡率亦很高，仅次于围生期	□新生儿期（脐带结扎～生后 28 d）
3	小儿生长发育第一个高峰	□婴儿期（出生～ 1 周岁）
4	易发生意外伤害	□幼儿期（1 岁～ 3 岁）
5	智力发育的关键阶段，发育速度快	□学龄前期（3 岁～ 7 岁）
6	除生殖系统外其各器官外形已接近成人	□学龄期（7 岁～青春期前）
7	体格发育的第二个高峰，出现第二性征	□青春期（女孩 12 ～ 18 岁；男孩 14 ～ 20 岁）
8	儿童发育最早的系统	□淋巴系统 / 神经系统
9	儿童发育最晚的系统	□生殖系统
10	由上到下，由近到远，由粗到细，由低级到高级，由简单到复杂	□生长发育的一般规律
11	2 ～ 12 岁体重 = 年龄 ×2 + 8	□体重计算公式
12	反映儿童近期营养状况的指标	□体重
13	反映儿童远期营养状况的指标	□身高
14	出生后 3 ～ 4 d 体重下降范围 3% ～ 9%，至出生后 7 ～ 10 d 可恢复至出生体重，故无须处理	□生理性体重下降
15	出生时候的身高	□ 50 cm
16	2 岁以后身高 = 年龄 ×7 + 75	□身高计算公式
17	经眉弓上方、枕后结节左右对称绕头一周的长度	□头围
18	出生时候的头围	□ 34 cm
19	1 岁时候的头围	□ 46 cm

序号	题眼 / 关键词	答案
20	平乳头下缘、肩胛角下缘、绕胸一周	□胸围
21	胸围等于头围，均为 46 cm，是在几岁时	□ 1 岁
22	前囟呈菱形，1 ~ 2 岁闭合，最迟几岁闭合	□ 2 岁
23	后囟呈三角形，出生后几周闭合	□ 6 ~ 8 周
24	正常乳牙 4 ~ 10 个月开始萌出，几岁出齐	□ 3 岁
25	萌出时间 > 几个月称为出牙延迟	□ 13 个月
26	儿童第 1 次接种卡介苗、乙肝疫苗	□刚出生（0 个月）
27	儿童第 2 次接种乙肝疫苗	□ 1 个月
28	儿童第 1 次接种脊髓灰质炎糖丸	□ 2 个月
29	儿童第 2 次接种脊髓灰质炎糖丸，第 1 次接种百白破	□ 3 个月
30	儿童第 3 次接种脊髓灰质炎糖丸，第 2 次接种百白破	□ 4 个月
31	儿童第 3 次接种百白破	□ 5 个月
32	儿童第 3 次接种乙肝疫苗	□ 6 个月
33	儿童第 1 次接种麻疹疫苗	□ 8 个月
34	小儿所特有的能量需要是	□生长发育
35	泥状食物：含铁配方米粉、配方奶、蛋黄、菜泥、水果泥	□添加辅食的时间是 4 ~ 6 个月
36	末状食物：粥、烂面、饼干、烤馒头片、全蛋、鱼、肝泥、肉末	□添加辅食的时间是 7 ~ 9 个月
37	碎状食物：稠粥、软饭、面条、馒头、面包、豆制品、碎肉、带馅食品	□添加辅食的时间是 10 ~ 12 个月
38	冬季出生 + 颅骨软化、方颅畸形	□维生素 D 缺乏性佝偻病
39	维生素 D 缺乏性佝偻病发生的主要病因	□日光照射不足
40	维生素 D 缺乏性佝偻病 3 ~ 6 个月会出现	□颅骨软化
41	维生素 D 缺乏性佝偻病 7 ~ 8 个月以上会出现	□方颅

序号	题眼 / 关键词	答案
42	维生素 D 缺乏性佝偻病 1 岁会出现	□串珠肋、下肢畸形
43	维生素 D 缺乏性佝偻病治疗剂量为每日给维生素 D	□ 2 000 ～ 4 000 IU
44	足月儿预防剂量，生后 2 周开始补充的维生素 D 剂量	□ 400 IU
45	早产儿预防剂量，生后 1 周开始补充的维生素 D 剂量	□ 800 IU
46	维生素 D 缺乏性手足搐搦症发生的病因	□甲状旁腺不能代偿性分泌增加
47	维生素 D 缺乏性手足搐搦症的典型发作	□惊厥、喉痉挛和手足搐搦
48	维生素 D 缺乏性手足搐搦症隐匿型	□面神经征、腓反射、陶瑟征
49	维生素 D 缺乏性手足搐搦症患者出现抽搐的首选治疗药物	□ 10% 葡萄糖酸钙
50	维生素 D 缺乏性手足搐搦症长期治疗的首选药物	□维生素 D
51	营养不良的早期表现是活动减少、精神较差，最先出现	□体重不增
52	营养不良皮下脂肪减少首先减少的部位	□腹部
53	营养不良皮下脂肪减少最后减少的部位	□面颊部
54	营养不良最先出现的营养性贫血	□营养性缺铁性贫血
55	营养不良最常见的维生素缺乏	□维生素 A 缺乏
56	营养不良小儿出现昏迷	□自发性低血糖
57	28 周 ≤ GA（胎龄）＜ 37 周的新生儿	□早产儿
58	37 周 ≤ GA ＜ 42 周的新生儿	□足月儿
59	GA ≥ 42 周的新生儿	□过期产儿
60	体重 2 500 ～ 4 000 g	□正常体重
61	体重大于 4 000 g	□巨大儿
62	体重小于 2 500 g	□低出生体重儿

序号	题眼 / 关键词	答案
63	体重小于 1 500 g	□极低出生体重儿
64	体重小于 1 000 g	□超低出生体重儿
65	妊娠 28 周时出现，35 周时迅速增加	□肺泡表面活性物质
66	出生后 4 ~ 6 d 淋巴细胞与中性粒细胞数量相近，在 4 ~ 6 岁时出现第二次两者数量相近	□新生儿血液的特点
67	觅食反射、吸吮反射、握持反射和拥抱反射	□新生儿先天的 4 个反射
68	新生儿正常的体表温度	□ 36.0 ~ 36.5 ℃
69	新生儿适宜的环境湿度	□ 50% ~ 60%
70	呼吸、心率、皮肤颜色、肌张力、对刺激的反应	□ Apgar 评分的指标
71	呼吸、心率、血氧饱和度	□新生儿窒息后复苏指标
72	新生儿缺氧缺血性脑病最常见的病因	□新生儿窒息
73	围生期息病史 + 前囟满 + 昏迷、惊厥	□新生儿缺血缺氧性脑病
74	新生儿缺血缺氧性脑病患者的首选检查	□ B 超
75	新生儿缺血缺氧性脑病患者出生后 4 ~ 7 d 的首选检查	□脑 CT
76	新生儿缺血缺氧性脑病患者对矢状旁区损伤尤为敏感的检查	□ MRI
77	新生儿缺血缺氧性脑病患者生后 1 周内检查，反映脑损害的严重程度，评估病情和预测预后	□脑电图
78	新生儿缺血缺氧性脑抗惊厥治疗首选药物	□苯巴比妥
79	出生后进行性呼吸困难、吸气三凹征	□新生儿呼吸窘迫综合征
80	确诊新生儿呼吸窘迫综合征 (RDS) 的最佳方法	□ X 线检查
81	出生后 2 ~ 3 d 出现；足月儿小于 2 周，早产儿小于 4 周开始消退；每日血清胆红素升高小于 85 μmol/L(5 mg/dl)	□生理性黄疸

序号	题眼 / 关键词	答案
82	出生后 24 h 以内现；持续时间为足月儿大于 2 周，早产儿大于 4 周；每日血清胆红素升高大于 85 μmol/L(5 mg/dl)；黄疸退而复现	□病理性黄疸
83	母亲为 O 型而胎儿为 A 型或 B 型 + 出生后 2 ～ 3 d 出现黄疸	□新生儿 ABO 溶血
84	新生儿溶血病首选的治疗方法	□光照疗法
85	发热 + 黏膜斑粗糙斑点 (Koplik 斑)+ 疹退后色素沉着 (出疹时发热更严重，一般是发热 3 ～ 4 d 后出疹)	□麻疹
86	对于麻疹患者，一般隔离至出疹后	□ 5 d
87	对于麻疹合并肺炎者，隔离要延长至出疹后	□ 10 d
88	接触过麻疹的患儿隔离	□ 21 d
89	麻疹最常见的并发症	□肺炎
90	麻疹容易合并的维生素缺乏	□维生素 A 缺乏
91	水痘的致病病原体	□水痘 - 带状疱疹病毒 (VZV)
92	发热 1 ～ 2 d 后出现水痘、斑疹、丘疹、疱疹和结痂同时存在	□水痘
93	草莓舌 + 杨梅舌 + 苍白圈 + 帕氏线	□猩红热
94	猩红热首选的治疗药物	□青霉素
95	手足口病的致病病原体	□肠道病毒 71 型
96	手、足、口、臀四个部位可出现斑丘疹和疱疹	□手足口病
97	结核感染几周后做结核菌素试验呈阳性反应	□ 4 ～ 8 周
98	皮下注射结核菌素疫苗后多长时间后测皮肤硬结的直径	□ 48 ～ 96 h
99	阳性 (+)：5 ～ 9 mm；中度阳性 (++)：10 ～ 19 mm；强阳性 (+++)：≥ 20 mm；极强阳性反应 (++++)：≥ 20 mm，如有水疱、破溃、淋巴管炎等	□ PPD 试验阳性结果

序号	题眼 / 关键词	答案
100	阳性反应表示体内有新的结核病灶	□婴幼儿尤其是未接种卡介苗者
101	儿童 + 低热、盗汗 + 胸部 X 线平片显示“哑铃状”改变	□原发型肺结核
102	低热、盗汗 + 前囟饱满 + 脑脊液检查（淋巴细胞为主）	□结核性脑膜炎
103	秋季发病 +6 ～ 24 个月的婴幼儿 + 大便蛋花汤样，量多，次数多，水分多 + 无腥臭味	□轮状病毒肠炎
104	多见于寒冷季节（11 月至次年 2 月），多引起机构群发性腹泻	□诺如病毒肠炎
105	起病慢 + 黄绿色或蛋黄汤样稀水样便伴较多黏液 + 霉臭味	□致病性大肠埃希菌肠炎
106	起病急 + 症状与致病性大肠埃希菌肠炎相似	□产毒性大肠埃希菌肠炎
107	黏液带脓血便 + 有腥臭味	□侵袭性大肠埃希菌肠炎
108	黄色水样便、血水便 + 特殊臭味	□出血性大肠埃希菌肠炎
109	多见于大量应用抗生素后 + 大便呈暗绿色海水样 + 有腥臭味	□金黄色葡萄球菌肠炎
110	大便呈豆腐渣样细块	□真菌性肠炎
111	患儿表现为有泪，有尿	□轻度脱水
112	患儿表现为尿少明显，四肢暖	□中度脱水
113	患儿表现为外周循环衰竭，休克的描述，四肢冷	□重度脱水
114	钠离子浓度小于 130 mmol/L	□低渗性脱水
115	钠离子浓度为 130 ～ 150 mmol/L	□等渗性脱水
116	钠离子浓度大于 150 mmol/L	□高渗性脱水
117	轻度脱水，体液丢失量	□ 30 ～ 50 mL/kg
118	中度脱水，体液丢失量	□ 50 ～ 100 mL/kg
119	重度脱水，体液丢失量	□ 100 ～ 120 mL/kg
120	轻度脱水，体液补液量	□ 90 ～ 120 mL/kg

序号	题眼 / 关键词	答案
121	中度脱水，体液补液量	□ 120 ～ 150 mL/kg
122	重度脱水，体液补液量	□ 150 ～ 180 mL/kg
123	寒战高热 + 咳嗽、咳痰	□急性上呼吸道感染
124	寒战高热 + 咽峡部出现大小的疱疹	□疱疹性咽峡炎
125	疱疹性咽峡炎的致病菌	□柯萨奇 A 组病毒
126	寒战高热 + 咽部充血 + 滤泡性眼结膜炎	□咽结合膜热
127	咽结合膜热的致病菌	□腺病毒
128	接触过敏原 + 喘息为主 + 夜间和凌晨加重 + 自行缓解	□支气管哮喘
129	反复喘息时间不小于 1 个月	□变异性哮喘
130	支气管哮喘急性发作期的首选药物	□ β_2 受体激动剂
131	支气管哮喘长期慢性控制的首选药物	□吸入型糖皮质激素 + β_2 受体激动剂
132	儿童 + 寒战高热 + 咳嗽咳痰 + 肺部固定湿啰音	□支气管肺炎
133	1 岁以内 + 发热、喘憋、呼吸困难及三凹征	□呼吸道合胞病毒肺炎
134	6 个月～ 2 岁儿童 + 剧咳 + 高热、中毒症状	□腺病毒肺炎
135	小脓肿 + 小空洞	□金黄色葡萄球菌肺炎
136	儿童 + 刺激性咳嗽 + 无痰	□肺炎支原体肺炎
137	房间隔缺损、室间隔缺损、动脉导管未闭	□左向右分流型（潜伏青紫型）
138	法洛四联症和大动脉转位	□右向左分流型（青紫型）
139	肺动脉狭窄	□无分流型（无青紫型）
140	胸骨左缘第 2 ～ 3 肋间收缩期杂音 + 第二心音固定分裂	□房间隔缺损
141	房间隔缺损患者的 X 线检查表现为	□右心房、右心室大
142	房间隔缺损患者的心导管检查	□右心房含氧量 > 上下腔静脉

序号	题眼 / 关键词	答案
143	较大的房间隔缺损需要的治疗方式	□手术治疗
144	胸骨左缘第 3 ~ 4 肋间收缩期杂音	□室间隔缺损
145	室间隔缺损患者的 X 线检查表现	□左心室、右心室大
146	室间隔缺损患者的心导管检查	□右心室含氧量 > 右心房
147	室间隔缺损需要的治疗方式	□手术治疗
148	胸骨左缘第 2 肋间有粗糙、响亮的连续性机器样杂音	□动脉导管未闭
149	差异性青紫，多见于	□动脉导管未闭
150	下半身青紫、左上肢轻度青紫而右上肢无青紫	□差异性青紫
151	出生后 1 周内室间隔缺损的治疗首选药物	□吲哚美辛
152	分流量较大间隔缺损者可以采用	□手术治疗
153	小儿青紫 + 蹲踞现象 + 肺纹理减少	□法洛四联症
154	肺动脉狭窄、室间隔缺损、主动脉骑跨和右心室肥厚，其中主要是肺动脉狭窄	□法洛四联症的四大畸形
155	法洛四联症出现的青紫是	□永久性青紫
156	法洛四联症的手术治疗是	□ 3 期根治手术
157	急性肾炎患者，在急性期应当	□卧床休息 2 ~ 3 周
158	急性肾炎患者，肉眼血尿消失，可进行的活动是	□下床活动
159	急性肾炎患者，血沉正常，可进行的活动是	□上学
160	急性肾炎患者，尿阿迪氏计数正常，可进行的活动是	□参加体育锻炼
161	急性肾炎患者，尿检完全正常，可进行的活动是	□体力活动
162	急性肾炎患者中程疗法，服用时间是	□ 6 个月
163	急性肾炎患者长程疗法，服用时间是	□ 9 个月

序号	题眼 / 关键词	答案
164	急性肾炎患者最常见的并发症是	□感染
165	出生 2 ~ 3 个月时	□生理性贫血
166	轻度贫血：血红蛋白含量 120 ~ 144 g/L；中度贫血：血红蛋白含量 90 ~ 120 g/L；重度贫血：血红蛋白含量 60 ~ 90 g/L；极重度贫血：血红蛋白含量小于 60 g/L	□新生儿贫血
167	缺铁性贫血患者血红蛋白恢复正常后继续治疗几周	□ 6 ~ 8 周
168	苍白乏力 + 神经精神症状（抽搐感觉障碍等）+ 毛发发黄	□巨幼细胞贫血
169	小儿几岁时脊髓下端会上移至第 1 腰椎	□ 4 岁
170	寒战高热 + 抽搐 + 惊厥	□热性惊厥
171	热性惊厥首选的药物	□地西泮
172	发热 + 前囟饱满 + 脑膜刺激征阳性	□化脓性脑膜炎
173	化脓性脑膜炎最有价值的检查	□脑脊液检查
174	智力低下 + 皮肤粗糙 + 便秘	□先天性甲状腺减退症
175	先天性甲状腺减退症的确诊检查	□ T_4 降低、TSH 明显升高
176	先天性甲状腺减退症最有效的药物	□甲状腺素片

社区护理学篇

考点 1 社区是构成社会的基本单位，由一定数量的、具有某些共性的人群组成，他们的共性可包括：共同的地理环境、生活服务设施、文化背景及生活方式、生活制度及管理机构等。

考点 2 社区构成要素：人群（第一要素）、地域（重要条件）、生活服务设施（纽带）、文化背景及生活方式（基础）、生活制度及管理机构（基本保障）。

考点 3 社区分类：地域性社区、具有共同兴趣和目标的社区、具有共同健康问题的社区。

考点 4 社区卫生服务的对象是社区全体居民，包括健康人群、亚健康人群、高危人群、重点保健人群（妇女、儿童、老年人）、患病人群、残疾人群。

考点 5 社区卫生服务机构提供的基本医疗服务内容：

①一般常见病、多发病的诊疗、护理和诊断明确的慢性病的治疗。

②社区现场应急救护。

③家庭出诊、家庭护理、家庭病床等家庭医疗服务。

④转诊服务。

⑤康复医疗服务。

⑥政府卫生行政部门批准的其他适宜医疗服务。

考点 6 社区护理是综合应用护理学和公共卫生学的理论和技术，以社区为基础、以人群为对象，以服务为中心，将医疗、预防、保健、康复、健康教育、计划生育等融于护理学中，并以促进和维护人群健康为最终目的，提供连续性、动态性和综合性的护理服务。

考点 7 社区护理发展过程划分为四个阶段，即家庭护理阶段、地段护理阶段、公共卫生护理阶段和社区护理阶段。

考点 8 社区护士角色：直接照顾者、健康教育者与咨询者、协调者与合作者、社区居民的代言者、倡导者与管理者、研究者。

考点 9 护理程序包括五大步骤，即护理评估、护理诊断、护理计划、护理实施及护理评价。

考点 10 社区评估方法：查阅文献、实地考察、人物访谈、参与性观察。

考点 11 资料来源途径有护理对象、家属或其他人、健康档案及辅助检查结果、保健人员、文献。

考点 12 资料收集方法包括交谈、护理体检。

考点 13 护理诊断的组成包括名称、相关因素（或原因）及诊断依据。可以按照 PSE 公式陈述，P 即护理问题，S 即症状或体征，E 即原因。

考点 14 社区健康教育是以社区为基本单位，以社区人群为教育对象，以促进居民健康为目标，有计划、有组织、有评价的健康教育活动。其目的是挖掘个人、家庭、社区以及社会的保健潜力，从而增进健康，减少残障。

考点 15 社区健康教育以健康为中心，以促进健康为目标，是社区护理健康教育与医院健康教育的最根本区别。

考点 16 社区健康教育的方法：语言教育、文字教育、形象教育等。

考点 17 健康档案在使用过程中的管理：

①统一编号，便于查找。

②对于社区居民健康档案的调用，由经管的医生决定并办理借用手续，用后及时收回。

③社区居民个体档案属于其私有财产，应对其本人开放。

④未经本人许可，不允许他人阅览或索取。

考点 18 流行病学是一门研究人群中疾病分布及其决定因素的学科，其关注重点是预防疾病、保持和促进健康。

考点 19 流行病学研究方法包括观察法、实验法。描述性研究是流行病学研究的基本步骤，常用的描述性研究包括：现况研究和筛检。

考点 20 常用的统计学指标包括发病率、罹患率、患病率、死亡率、病死率。

①发病率：在观察期间，可能发生某病的人群中新发生该病的频率。

②罹患率：在观察期间内新发病例数占同期观察人口数的比例，即某一段时间内某病的新发病例 / 同期内受威胁人数。

③患病率：特定的时间一定的人群中某病病例数所占的比例，即某一时点一定人群中现患某病病例数 / 该时点人数。

④死亡率：一定时期内，在一定人群中发生死亡的频率。

⑤病死率：在规定的观察期间内某病患者中因该病死亡的频率。

考点 21 家庭的类型：核心家庭、主干家庭、联合家庭、单亲家庭、重组家庭和丁克家庭。

家庭功能包括：情感、经济、生育（主要）、社会化、健康照顾功能。

考点 22 家庭生活周期：新婚期、生产期、学龄前期、学龄期、青少年期、年轻人期、中年期、老年期。

考点 23 家庭对健康的影响：遗传，生长发育，疾病的发生、发展及传播，康复与死亡。

考点 24 家庭访视程序包括访视前准备、实际访视、访视后评价等。

考点 25 家庭访视的对象包括新生儿、婴幼儿、孕产妇、高危人群、接受直接护理的慢性疾病的患者、行动不便的患者、临终者及其家属。

考点 26 确定访视顺序：

①群体为先，个体为后。

②急性病为先，慢性病为后。

③生活贫困者为先。

④如果社区护士一天内访视多个家庭，则顺序为先访视无传染性疾病患者。

考点 27 居家护理是使需要照顾的个人及其家庭，在自己的居家环境中，获得定期的专业健康照顾和护理服务，达到促进健康、维护健康及预防疾病的目的。

考点 28 居家护理的直接对象是指各年龄层的患者，间接对象则包括家属、主要照顾者。居家护理的内容不只局限于技术性的护理措施，也包含疾病的一级、二级、三级预防保健。

考点 29 居家护理工作的特点是以个案管理的方式提供服务，以减少社区卫生服务机构的风险与成本。

考点 30 社区护士在居家护理中的作用是为居家患者提供直接性的护理照顾和健康教育指导，协助其他专业人员对患者进行康复锻炼和日常生活能力的训练。

考点 31 居室空气消毒：

①通风：冬季每天至少通风 2 次，每次 30 min。

②食醋熏蒸：每立方米空间用食醋 5 ～ 10 mL，加水 1 ～ 2 倍稀释进行熏蒸。

考点 32 被服类消毒：

①日光暴晒：将患者用过的床垫、棉被、棉褥、枕头、衣物等在强烈的日光下暴晒，5 ～ 6 h 翻动一次，全面晒透，连晒 3 ～ 4 d。

②煮沸消毒：对患者使用过的餐具、棉布类衣物可用煮沸消毒法消毒，水开后计时，煮沸 5 ～ 10 min 可杀灭细菌繁殖体，消毒后再清洗。

考点 33 给药途径的选择原则：能口服，不注射；能肌内注射，不静脉输液。

考点 34 对老年人、心肺疾病等患者应控制滴速。

考点 35 女性导尿：

①第一次消毒，依次初步消毒阴阜、大阴唇、小阴唇和尿道口，每个棉球限用一次。其顺序是由外向内，自上而下地进行消毒。第二次消毒，消毒尿道口、两侧小阴唇，再次消毒尿道口。其消毒顺序是内—外—内，自上而下依次进行消毒。

②女性导尿导管插入 4 ～ 6 cm，见尿后再插 1 ～ 2 cm。

③对膀胱高度膨胀、极度衰弱的病人，一次放尿量不得超过 1 000 mL。

考点 36 鼻饲：

①管喂饮食温度为 38 ～ 40 ℃，鼻饲液为 200 mL。

②胃管长度：自鼻尖至耳垂至剑突。对成人一般插入 45 ～ 55 cm。

③鼻饲液最好现配现用。胃管一般每周换一次。

④用注射器抽吸胃液，证实胃管在胃内后用胶布固定。

⑤灌注少量温开水后再灌注鼻饲液，最后再注入温开水洗胃。

考点 37 气管造口套管消毒：

①用过氧化氢清除外套管上的分泌物，用生理盐水棉球擦洗套管，再用干棉球擦拭干净。

②气管造口护理室内湿度尽量达到 50% ~ 60 %。

③勿使溶液流入造口而引起呛咳。

考点 38 结肠造瘘灌洗：

①尿袋不可高于造瘘口，更换尿袋时应先放尿后换袋。

②结肠造瘘口灌洗液温度为 39 ~ 41 ℃，高度为液面至造口处 45 ~ 60 cm。

③锥状头缓慢放入造瘘口处约 5 cm，若插入困难可转动方向，水量依患者反应而定，可渐增至 500 ~ 1 000 mL，灌洗时注意观察患者的反应，若灌注受阻或患者疼痛，应暂停，并轻按患者腹部或让其深呼吸，待症状消失后再灌注液体。

考点 39 人工肛门：

①造口处皮肤擦拭按由内向外的顺序。

②造口袋洞应大于造口直径约 3 mm。

③当粪便超过袋子 1/3 时，将粪袋取下，换上另一清洁造口袋。

考点 40 在新生儿期，对正常足月新生儿家庭的访视次数不少于 2 次。首次入户访视在出院后 7 d 之内进行，如发现问题增加访视次数。满月访视在出生后 28 ~ 30 d 进行。

考点 41 儿童生长发育一般遵循由上到下、由近到远、由粗到细、由低级到高级、由简单到复杂的规律。同时具有三大特点：儿童生长发育是一个连续而有阶段性的过程；各器官系统发育不平衡；具有个体差异性。

考点 42 婴幼儿腹泻多见于 2 岁以下婴幼儿，诱发因素有病毒、细菌感染、喂养不当、过早过多添加辅食等。主要经粪–口途径传播。

考点 43 辅食添加遵循由少到多、由稀到稠、由细到粗的原则。

考点 44 1 岁以内婴儿每年体检 4 次（出生后第 3、6、9、12 个月）；第二年2次（出生后第18、24个月）；第三年1次（出生后第30个月）；以后每年检查1次直到7岁。

读书写字时眼睛距离书本30cm以上，连续看电视时间不宜超过0.5～1 h，每隔10～30 min要适当休息。

婴幼儿期最简单的早教就是目光交流。

考点45 我国婚姻法规定法定结婚年龄：男性22岁，女性20岁。最佳生育年龄：25～30岁。若采用药物避孕则应先停避孕药改用其他避孕方式，半年后再怀孕。

孕早期（妊娠12周前）主要的生理表现有嗜睡、恶心、呕吐、尿频、尿急、乳房增大、月经来潮停止、阴道内分泌物增多等。

孕中期（12～36周）、孕晚期（36周以后）。

考点46 恶露分为血性恶露、浆液恶露和白色恶露三种，一般会在产后持续4～6周，总量约500 mL。恶露过多、血性恶露过多、有异味等提示产妇子宫收缩不良或有宫腔感染发生。

考点47 鼓励产妇母乳喂养/早开奶、按需哺乳。轻度乳腺炎者，在哺乳前湿热敷乳房3～5 min，并按摩乳房，哺乳时先喂患侧乳房，每次哺乳至少20 min。产后42 d内，采取避孕措施，以避孕套为首选。

考点48 围绝经期妇女常见健康问题：功能失调性子宫出血、血管舒缩失调症状、骨质疏松症状、心血管系统症状、妇科肿瘤、泌尿生殖系统萎缩所致的性交困难、精神情绪变化。每1～2年进行一次妇科常见病及肿瘤的筛查。

考点49 社区老年人保健的宗旨是协助和维持其自理能力，防止废用加速老化导致生活上的依赖或残障。

考点50 阿尔茨海默病：主要表现为渐进性记忆障碍、认知功能障碍、人格改变及语言障碍、神经精神症状，严重影响社交、职业与生活功能。

考点51 老年人生活环境：居室采光要充分，每日定时通风2～3次，每次20～30 min，室温夏季保持在26～28 ℃，冬季保持在20～22 ℃，湿度为50%左右。

考点 52 老年人每日饮水量为 1 500 mL 左右。避免高糖、高脂肪、高蛋白食物。增加蛋白质摄入，控制脂肪摄入，盐的摄入小于 6 g/d，高血压患者小于 5 g/d。

考点 53 老年人用药原则：

①用药量不宜过大。

②用药种类不宜过多。

③遵医嘱服药。

④注意观察药物不良反应。

⑤根据药品说明贮存和保管药物。

考点 54 慢性病是一组发病隐匿、病程长且病情迁延不能自愈或很难治愈的非传染性疾病的总称。它具有病因复杂、病程漫长、导致功能丧失和残障、患病率和死亡率高及低龄化趋势等特点。

考点 55 高血压发病原因有肥胖、钠盐摄入量过多、过量饮酒、遗传因素、情绪等。

考点 56 高血压以并发心、脑、肾、眼底损害较多见。

考点 57 高血压分型：

①急进型高血压：血压急剧升高 + 视网膜眼底病。

②恶性高血压：舒张压 ≥ 130 mmHg、眼底病、肾功能不全。

③高血压脑病：严重呕吐、头痛 + 抽搐、昏迷。

④高血压危象：血压显著升高，常以舒张压升高更明显。伴或不伴不同程度的心、脑、肾功能障碍症状体征及实验室检查异常表现。

考点 58 心梗患者急性期绝对卧床休息 1 ～ 3 d，第 4 天以后在协助下床上洗漱、关节缓慢运动。

考点 59 心梗患者要给予 2 ～ 4 L/min 氧气持续吸入。

考点 60 冠心病止痛：

①舌下含服硝酸甘油，3 ～ 5 min 后疼痛不缓解，可再服一片，对效果不佳者可遵医嘱给予静滴硝酸甘油，并注意滴速，观察血压变化。

②剧烈疼痛患者应遵医嘱注射吗啡 5 ～ 10 mg。

考点 61 饮食护理：

①三餐热量分配：按 1/5、2/5、2/5 或 1/3、1/3、1/3 比列分配进食。

②食物搭配：碳水化合物占 50% ～ 60%，蛋白质 10% ～ 20%，脂肪 20% ～ 25%。

③盐的摄入：高血压患者小于 6 g/d，合并糖尿病的高血压患者小于 3 g/d。

考点 62 2 型糖尿病患者一经确诊，往往以饮食及运动治疗开始，而 1 型糖尿病患者首先应进行饮食及胰岛素治疗。

考点 63 COPD 氧疗：坚持每日 15 h 以上低流量持续吸氧，提高氧分压，氧流量应为 1 ～ 2 L/min 或氧浓度为 25% ～ 29%，维持 PaO_2 在 60 mmHg 以上。

考点 64 肺癌：典型症状是咳嗽、痰中带血、胸痛、气促。

考点 65 食管癌：典型症状是早期无吞咽困难，有哽咽感、食管内异物感，随病情加重出现进行性吞咽困难。

考点 66 胃癌：典型症状是进展期上腹不适、胀满、上腹痛进行性加重。

考点 67 肝癌：典型症状是右上腹持续性胀痛或钝痛（肝区痛）。

考点 68 直肠癌：典型症状是里急后重、频繁便秘、腹泻、肛门下坠感等直肠刺激症。

考点 69 乳腺癌：早期可表现为无痛、单发、质硬、不光滑、不易推动的乳房肿块，一般无全身症状。

考点 70 宫颈癌：早期是接触性出血和白带增多。

考点 71 子宫内膜癌：典型症状是不规则阴道出血。

考点 72 化疗护理：发现药物外渗现象，立即更换注射部位并对局部行普鲁卡因封闭。

考点 73 自缢处理：立即将患者放平，保持仰卧位，使颈部伸直，托起下颌，用舌钳拉出舌头，以防舌后坠堵塞气道。

考点 74 噎食处理：立即停止进食，窒息早期可用竹筷、牙刷柄刺激咽喉部位引吐，或使患者侧卧、头低 45 °角，用手拍击胸背，协助患者吐出食物。若患者处于窒息状态，应将患者置仰卧位、肩下垫高、颈部伸直，使气管位置尽量接近于表面皮肤，送医院进一步处理。

考点 75 精神分裂症是一组病因未明的常见精神疾病，多起病于青壮年，常缓慢起病，可以引起感知觉、思维、情感、行为等多方面的精神活动障碍及精神活动本身的不协调并与周围环境脱离。

考点 76 精神分裂症特征性症状：思维联想障碍、情感障碍、意志行为障碍。其他常见症状有妄想、紧张综合征、幻觉和感知综合障碍。

考点 77 精神分裂症药物治疗程序与时间：急性治疗期（至少 4 ~ 6 周）、巩固治疗期（至少 6 个月）和维持治疗期。

考点 78 阿尔茨海默病（AD）是一种中枢神经系统的原发退行性变性疾病，常起病于老年期或老年前期，多缓慢起病，主要临床相为痴呆综合征。

考点 79 抑郁症核心症状是“三低症状”：心境或情绪低落、思维迟缓、意志减退。

考点 80 抑郁症的临床表现：

①抑郁症的主要症状是焦虑，最危险症状是自杀观念和行为。

②晨重夜轻，早醒。

考点 81 抗抑郁药起效时间为 2 周以上。维持治疗，首次发作半年至 1 年。电休克治疗（无抽搐电痉挛治疗）：适用于有强烈自杀观念、木僵状态的病人。

考点 82 传染病流行过程的基本条件：传染源、传播途径、人群易感性。

考点 83 传染病的报告要求：

对传染性非典型肺炎、肺炭疽、人感染高致病性禽流感、脊髓灰质炎进行乙类传染病甲类管理。

发现甲类及按甲类管理的乙类传染病患者、疑似患者和病原携带者，应在 2 h 内通过网络直报，无网络直报条件的农村在 6 h 内以传染病报告卡方式上报。

发现其他乙类和丙类传染病患者、疑似患者和病原携带者，应在 24 h 内以网络直报或传染病报告卡方式报告。

考点 84 对传染病患者应做到“五早”：早发现、早诊断、早报告、早隔离、早治疗。

①甲类传染病：霍乱和鼠疫。

②丙类传染病：流行性感冒、手足口病、流行性腮腺炎、风疹、急性出血性结膜炎、麻风病、流行性和地方性斑疹伤寒、黑热病、包虫病、丝虫病。

考点 85 手足口病是由肠道病毒引起的一种常见传染病，以柯萨奇病毒 A16 型和肠道病毒 71 型最为常见。

传播途径：主要是通过消化道和呼吸道传播。

考点 86 手足口病主要发生在 5 岁以下的儿童群体，潜伏期多为 2 ~ 10 d，平均为 3 ~ 5 d。于手、足、臀部出现斑丘疹、疱疹，疱内液体较少，呈离心状分布。

考点 87 手足口病目前尚无特效抗病毒药物和特异性治疗手段，主要采取对症治疗。

考点 88 肺结核分原发型、血行播散型、浸润型肺结核。

考点 89 结核患者所用卧具每日在阳光下暴晒 2 h。

考点 90 急性菌痢：

①普通型（典型）：起病急，高热伴发冷寒战，全身不适，继而出现腹痛、腹泻、里急后重。大便初为稀便，而后转为黏液脓血便。腹痛多于便前加重，便后暂时缓解。体检常有左下腹压痛，肠鸣音亢进。自然病程为 1 ~ 2 周。

②轻型（非典型）：全身症状轻，不发热或低热，排稀便，每日 3 ~ 5 次，有黏液但无脓血，无明显里急后重。病程为 3 ~ 7 d。

③中毒型：起病急骤，高热，体温达 40 ℃以上，反复惊厥、嗜睡、昏迷，可迅速发生呼吸衰竭及休克。多见于 2 ~ 7 岁儿童。

考点 91 细菌性痢疾“三管一灭”：饮水、食物、粪便的卫生管理及灭蝇。

考点 92 细菌性痢疾消化道隔离：隔离至临床症状消失、粪便培养连续 2 次阴性。粪便消毒处理至症状消失后 1 周。

考点 93 保护病毒性肝炎易感人群：

①主动免疫：注射甲肝、乙肝减毒活疫苗。

②被动免疫：甲型肝炎患者的接触者可在接触感染后 7 ~ 10 d 接种人

血清或胎盘球蛋白以防止发病，阻断甲型肝炎传播；新生儿在接种乙型肝炎疫苗的同时，可联合使用高滴度抗 HBVIgG 注射，提高保护率；HBsAg 阳性孕妇在怀孕后 3 个月内注射可对母婴传播起预防作用。

考点 94 艾滋病潜伏期为 2 ～ 10 年。HIV 侵入人体后可分为 4 期：急性感染期（1 期）、无症状感染期（2 期）、艾滋病前期（3 期）、艾滋病期（4 期）。1 期和 2 期称为 HIV 携带者或 HIV 阳性，3 期和 4 期称艾滋病患者。

考点 95 艾滋病治疗的关键是早期抗病毒治疗。

考点 96 梅毒治疗首选青霉素，青霉素过敏者可改用多西环素。

考点 97 早期梅毒治疗后定期随访 2 ～ 3 年，第 1 年每 3 个月检查 1 次，第 2 年每 6 个月检查 1 次，第 3 年年末检查 1 次，如一切正常可停止观察。

考点 98 社区现场急救的基本原则为先排险后施救，先重伤后轻伤，先施救后运送，急救与呼救并重，转送与监护急救相结合，紧密衔接，前后一致。

考点 99 对患者全身各部位进行检查，查看是否有出血的伤口、骨折部位和程度、脏器脱出情况等。不要随便移动患者，以避免造成进一步的损伤，需使用夹板固定骨折部位后方可移动受伤者。

考点 100 心脏骤停的表现：意识突然丧失、呼吸停止和大动脉搏动消失。

考点 101 基础生命支持包括胸外心脏按压 C、开放气道 A、人工通气 B。

考点 102 成人按压法：护士下压患者胸骨中下部，使胸骨下陷 5 ～ 6 cm，频率为 100 ～ 120 次 /min。成人（单人或双人）、对儿童和婴儿单人操作按压 / 通气比例均为 30∶2；对儿童和婴儿双人心肺复苏时，按压 / 通气比例为 15∶2。

考点 103 昏迷程度及表现：

昏迷程度	临床表现
轻度昏迷（浅昏迷）	呼唤无应答，对强烈的疼痛性刺激有反应，角膜反射、瞳孔对光反射、眼球运动、吞咽反射存在
中度昏迷	对剧烈刺激出现防御反射，腱反射亢进，角膜反射减弱，瞳孔对光反射迟钝
重度昏迷（深昏迷）	意识完全丧失，对各种刺激均无反应

考点 104 被火烧伤，切勿奔跑、呼叫或用手扑打。

考点 105 被大量强酸、强碱烧伤时，立即脱去被污染、浸渍的衣服，并用大量流动清水冲洗烧伤局部，冲洗时间应在 20 min 以上。

考点 106 呼吸功能障碍合并颅脑损伤者及婴儿应禁用吗啡类止痛剂。

考点 107 气道异物梗阻临床表现：气道部分梗阻时，患者有刺激性咳嗽、反射性呕吐、呼吸困难或者咳嗽弱而无力；气道完全梗阻时，患者出现不能咳嗽、不能说话、不能呼吸，面色转为灰暗、发绀。

考点 108 出现气道异物梗阻，立即采用海姆立克手法进行急救。

考点 109 立位腹部冲击法：适用于意识清楚的成年患者。患者取立位，弯腰，头部前倾；施救者站于患者身后，一足置于患者双足之间，用双臂环抱患者腰部，一手握拳，以拇指侧紧顶住患者腹部正中线肚脐略向上方，远离剑突尖，另一手紧握该拳，用力快速向内、向上冲击腹部，反复冲击直至异物排出。

考点 110 对于 1 岁以上儿童，处理方法同成人的海姆立克手法。对于 1 岁以内的婴儿，可采用拍背冲胸法。

考点 111 社区康复护理：以家庭为单位，以健康为中心，以人的生命为过程。

考点 112 社区康复的对象：残疾人、老年人、慢性病病人。

考点 113 康复训练是社区康复护理最基本的内容。

考点 114 日常生活活动（ADL）能力评定。

Barthel 计分法将总分：

①在 60 分以上划为轻度残疾，但生活基本自理。

② 40 ~ 60 分为中度残疾，生活需要帮助。

③ 20 ~ 40 分为重度残疾，生活需很大帮助。

④ 20 分以下为完全残疾，生活完全不能自理。

考点 115 生活质量（QOL）：

①生活质量内容判定：躯体功能、心理功能、自理能力、社会关系、生活环境、宗教信仰与精神寄托。

②常见的评定方法：访谈法、自我报告、观察法及量表评定法。

考点 116 关节活动范围（ROM）：关节的运动弧度或关节的远端向近端运动，远端骨所达到最终位置与开始位置之间的夹角，即远端骨所移动的度数。

考点 117 心电运动试验：活动平板试验、踏车运动试验、手摇车试验、等长收缩试验、简易运动试验。

考点 118 踏车运动试验：男性从运动负荷 300 kg/min 起始，每 3 min 增加 300 kg/min; 女性从 200 kg/min 起始，每 3 min 增加 200 kg/min。

考点 119 手摇车试验：运动起始负荷为 150 ～ 200 kg/min, 每级负荷增量 100 ～ 150 kg/min, 持续 3 ～ 6 min。

考点 120 肺活量：正常成年男性约为 3 500 mL, 女性为 2 500 mL。

考点 121 用力肺活量（FVC）：正常人 3 s 内可将肺活量全部呼出，第 1、2、3 秒所呼出量占 FVC 的百分率分别为 83%、96%、99%。

考点 122 肺总（容）量：肺活量与残气量之和。正常成年男性约 5 000 mL, 女性约 3500 mL。

考点 123 ADL 训练原则：针对性、渐进性、持久性、综合性、安全性。

考点 124 偏瘫患者穿衣应先穿患肢，脱衣服先脱健肢。

考点 125 拐杖长度应按患者的身高及上肢长度而定，即拐杖末端着地与同侧足尖中位距离 15 cm, 上臂外展与人体中轴线之间的角度为 30°。

考点 126 临终护理原则：照护为主，注重心理，适当治疗，关心家属。

考点 127 临终患者的心理特点：否认、愤怒、协议、抑郁、接受阶段。

护理健康教育学

考点 1 健康教育是通过信息传播和行为干预，帮助个人和群体掌握卫生保健知识、树立健康观念、充分利用医疗卫生资源、自觉采纳健康生活行为和生活方式的教育活动与过程。健康教育的目的是消除或减轻影响健康的危险因素，预防疾病，促进健康，提高生活质量。

考点 2 《渥太华宣言》明确了健康促进的三个基本策略，即倡导、赋权与协调。

考点 3 人的行为由五个基本要素构成，即行为主体、行为客体、行为环境、行为手段和行为结果。

考点 4 人类的行为根据其生物性和社会性可分为本能行为和社会行为两大类。

考点 5 人类行为的特性：目的性、可塑性、差异性，其中目的性是人类行为区别于动物行为的重要标志。

考点 6 人类行为的主要适应形式有六种，即反射、自我控制、调适、顺应、应对和应激。

考点 7 促进健康行为的类型：

序号	内容	类型
1	指日常生活中有益于健康的行为，如合理营养、充足睡眠、适量运动等	日常健康行为
2	指避免暴露于自然环境和社会环境中有害健康危险因素的行为，如离开污染环境、积极应对各种紧张生活事件等	避开有害环境行为
3	指自觉抵制、戒除不良嗜好的行为，如戒烟、不酗酒、不滥用药物等	戒除不良嗜好行为
4	指对可能发生的危害健康事件的预防性行为及在事故发生后正确处置的行为，如驾车时使用安全带、事故发生后的自救和他救行为等	预警行为
5	指有效、合理利用卫生资源，维护自身健康的行为，如定期体检、预防接种、患病后及时就医、遵医嘱等行为	保健行为

考点 8 知信行模式是改变人类健康相关行为的模式之一，它将人类行为的改变分为获取知识、产生信念及形成行为三个连续过程，可用下式表示：知识—信念—行为。

考点 9 传播的要素：传播者、受传者、信息与讯息、传播媒介、传播效果。

考点 10 传播的分类：

序号	内容	类型
1	又称亲身传播，是指人与人之间面对面直接的信息交流，是个体之间相互沟通。人际传播是建立人际关系的基础，是共享信息的最基本传播形式	人际传播
2	是指组织以外的小群体（非组织群体）的传播活动	群体传播
3	是指职业性传播机构通过广播、电视、电影、报刊、书籍等大众传播媒介向范围广泛、为数众多的社会人群传递信息的过程	大众传播
4	是指组织之间、组织内部成员之间的信息交流活动，是有组织、有领导进行的有一定规模的信息传播	组织传播
5	又称人内传播，是指个体接受外界信息后，在头脑中进行信息加工处理的过程	自我传播

考点 11 健康传播的特点：健康传播传递的是健康信息；健康传播具有明确的目的性；健康传播的过程具有复合性；健康传播对传播者有特殊素质要求。

考点 12 常用的人际传播形式：

序号	内容	类型
1	针对前来咨询者的健康问题，答疑解难，帮助其澄清观念，做出决策	咨询
2	通过与教育对象面对面的直接交流，传递健康信息和健康知识，帮助其改变相关态度	交谈
3	针对教育对象存在的健康问题，说服其改变不正确的健康态度、信念及行为习惯	劝服
4	通过向健康教育对象传授相关的知识和技术，使其学习、掌握自我保健的技能	指导

考点 13 提问技巧：

序号	内容	类型
1	封闭式提问的问题比较具体，对方用简短、确切的语言即可做出回答，如“是”或“不是”，“好”或“不好”，“五年”“40 岁”等	封闭式提问
2	开放式提问的问题比较笼统，旨在诱发对方说出自己的感觉、认识、态度和想法。适用于了解对方真实的情况	开放式提问
3	又称探究式提问。探索式提问的问题为探索究竟、追究原因的问题，如“为什么”，以了解对方某一问题、认识或行为产生的原因。适用于对某一问题的深入了解	探索式提问
4	又称诱导式提问。偏向式提问的问题中包含着提问者的观点，以暗示对方做出提问者想要得到的答案，如“你今天感觉好多了吧？”适用于提示对方注意某事的场合	偏向式提问
5	复合式提问的问题为两种或两种以上类型的问题结合在一起的问题，如“你是在哪里做的检查？检查结果如何？”此种提问易使回答者感到困惑，不知如何回答，故应避免使用	复合式提问

考点 14 语言传播技巧：

①动态体语：即通过无言的动作传情达意。如以注视对方的眼神表示专心倾听，以点头的动作表示对对方的理解和同情，以手势强调某事的重要性等。

②仪表形象：即通过适当的仪表服饰、体态、姿势和稳重的举止增加对方的信任。

③同类语言：即通过适度地变化语音、语调、节奏及鼻音、喉音等辅助性发音，引起对方的注意或调节气氛。

④时空语：即在人际交往中利用时间、环境、设施和交往气氛所产生的语义来传递信息。

考点 15 主持技巧：

序号	内容	技巧
1	主持人应提前到达会场，对每一位前来参加小组讨论的人表示欢迎	热情接待

序号	内容	技巧
2	主持人可以以自我介绍、介绍讨论的目的和主题为开场白	说好“开场白”
3	开场白后，可请每一位与会者进行自我介绍	建立融洽的关系
4	主持人应以各种方式鼓励大家发言，对发言踊跃者给予适当的肯定性反馈	鼓励发言
5	当讨论出现沉默不语时，主持人可通过播放短小录像片、提出可引发讨论的开放式问题或以个别提问、点名等方式打破僵局	打破僵局
6	当出现讨论偏离主题、讨论激烈或因某个人健谈而形成“一言堂”时，主持人应及时提醒、婉转引导、礼貌插话等控制讨论的局面	控制局面
7	讨论结束时，主持人应对讨论的问题进行小结，并向与会者表示感谢	结束讨论

考点 16 常用的健康传播途径：①口头传播，如演讲、报告、座谈、咨询等；②文字传播，如报纸、杂志、书籍、传单等；③形象传播，如图片、标本、实物、模型等；④电子媒介传播，如电影、电视、广播、录像片、幻灯片、投影等。

考点 17 受者在接触信息时，普遍存在着“四求”的心理。①求真：信息真实可信；②求新：信息新颖；③求短：信息短小精悍，简单明了；④求近：信息在生活、地域、情感、认识、知识等方面贴近受者。

考点 18 教育诊断：

序号	内容	因素
1	是指产生某种行为的动机、愿望，或是诱发某行为的因素。倾向因素包括知识、信念、态度和价值观	倾向因素
2	是指使行为动机和意愿得以实现的因素，即实现或形成某行为所必需的技能、资源和社会条件。包括保健设施、医务人员、诊所、医疗费用、交通工具、个人保健技术及相应的政策法规等	促成因素
3	是指激励行为维持、发展或减弱的因素。主要来自社会的支持、同伴的影响和领导、亲属以及保健人员的劝告等	强化因素

考点 19 在确定优先项目时，应遵循重要性和有效性原则。重要性原则：优先考虑对人群健康威胁严重，对经济社会发展、社区稳定影响较大的健康问题。有效性原则：优先考虑通过健康教育干预能有效改善的健康问题。

考点 20 影响评价的因素：

序号	内容	因素
1	时间因素又称历史因素。所谓的时间因素是指在健康教育计划的执行和评价过程中发生的重大的、可能对目标人群产生影响的事件，如与健康相关的公共政策的颁布、重大生活条件的改变、自然灾害或社会灾害等	时间因素
2	在评价过程中，测试者本身的态度、工作人员对有关知识和技能的熟练程度、测量工具的有效性和准确性及目标人群的成熟性对评价结果的正确性均有影响	测试或观察因素
3	回归因素是指由于偶然因素，个别被测试对象的某特征水平过高或过低，但在以后的测试中可能又恢复到原有的实际水平的现象。在测试中，可采用重复测量的方法以减少回归因素对评价结果正确性的影响	回归因素
4	在评价阶段，如果干预组和对照组选择不均衡，可引起选择偏倚，从而影响观察结果的正确性。但在评价中，可通过随机化或配对选择的方法防止或减少选择偏倚对评价结果正确性的影响	选择因素
5	失访是指在实施健康教育计划或评价过程中，目标人群由于各种原因而中断被干预或评价。如果目标人群失访比例过高（超过 10%）或出现非随机失访，即只是其中有某种特征的人失访时，便可造成偏倚，影响评价结果	失访

考点 21 评价种类有：

①形成评价：为健康教育计划的设计和实施提供信息过程，主要有查阅档案资料、目标人群调查和现场观察 3 种。

②过程评价：在实施过程中的评价，起始于健康教育计划实施开始之时，并贯穿于计划实施全过程。

③效应评价：健康教育计划实施后，患者对所传授知识和技能以及行为改变情况做出准确判断。包括倾向因素、促成因素、强化因素、健康相关行

为等四方面。

④结局评价：健康教育计划实施后，对患者健康状况乃至生活质量发生变化的判断。

⑤总结评价：指形成评价、过程评价、效应评价、结局评价的综合。

考点 22 医院健康教育，又称临床健康教育或病人健康教育，是以病人为中心，针对到医院接受医疗保健服务的病人个体及其家属所实施的有目的、有计划、有系统的健康教育活动，其目的是防治疾病，促进身心康复。

考点 23 医院健康教育的意义：提高病人依从性、心理治疗、消除致病因素、密切医患关系、降低医疗成本。

考点 24 门诊教育包括：候诊教育、随诊教育、咨询教育、健康教育处方。

医院感染护理学

考点 1 新的诊断标准将医院感染定义为：住院病人在医院内获得的感染，包括在住院期间发生的感染和在医院内获得出院后发生的感染；但不包括入院前已开始或入院时已存在的感染。医院工作人员在医院内获得的感染也属医院感染。

考点 2 下列情况属于医院感染：

①对于无明确潜伏期的感染，入院 48 h 后发生的感染为医院感染；对于有明确潜伏期的感染，自入院时起超过平均潜伏期后发生的感染为医院感染。

②本次感染直接与上次住院有关。

③在原有感染基础上出现其他部位新的感染（除外脓毒血症迁徙灶），或在原感染已知病原体基础上又分离出新的病原体（排除污染和原来的混合感染）的感染。

④新生儿在分娩过程中和产后获得的感染。

⑤由于诊疗措施激活的潜在性感染，如疱疹病毒、结核杆菌等的感染。

⑥医务人员在医院工作期间获得的感染。

考点 3 下列情况不属于医院感染：

①皮肤黏膜开放性伤口只有细菌定植而无炎症表现。

②由于创伤或非生物性因子刺激而产生的炎症表现。

③新生儿经胎盘获得的感染（出生后 48 h 内发病），如单纯疱疹、弓形体病、水痘等。

④病人原有的慢性感染在医院内急性发作。

考点 4 医院感染中以各种细菌最为常见，约占 95%。

考点 5 有活动性金黄色葡萄球菌感染或有大量该菌定植的病人可排出大量细菌，是导致医院内感染的主要感染源。

考点 6 肺炎克雷伯菌易在病人的上呼吸道定植，是重症监护病房（ICU）最常见的条件致病菌。

考点 7 100 张病床以下、100 ~ 500 张床、500 张病床以上的医院感染发病率应分别低于 7%、8%、10%，一类切口手术部位感染率应分别低于 1%、0.5% 和 0.5%。

考点 8 医院感染暴发是指在某医疗机构或其科室的病人中短时间内发生 3 例以上同种同源感染病例的现象。

考点 9 对于环境与物体表面，一般情况下先清洁，再消毒；当受到病人的血液、体液等污染时，先去除污染物，再清洁与消毒。

考点 10 医用物品的危险性分类：

序号	内容	类型
1	进入人体无菌组织、器官、脉管系统，或有无菌体液从中流过的物品或接触破损皮肤、破损黏膜的物品，如手术器械、穿刺针、腹腔镜、活检钳、心脏导管、植入物等	高度危险性物品
2	与完整黏膜相接触，而不进入人体无菌组织、器官和血流，也不接触破损皮肤、破损黏膜的物品，如胃肠道内镜、气管镜、喉镜、肛表、口表、呼吸机管道、麻醉机管道、压舌板、肛门直肠压力测量导管等	中度危险性物品
3	与完整皮肤接触而不与黏膜接触的器材，如听诊器、血压计袖带等，病床围栏、床面以及床头柜、被褥，墙面、地面，痰盂（杯）和便器等	低度危险性物品

考点 11 医院环境：

①Ⅰ类环境为采用空气洁净技术的诊疗场所，包括洁净手术部（室）和其他洁净场所（如洁净骨髓移植病房）。

②Ⅱ类环境均为有人房间，包括非洁净手术部（室）、产房、导管室、血液病病区和烧伤病区等保护性隔离病区、重症监护室、新生儿室等。

③Ⅲ类环境包括母婴同室、消毒供应中心的检查包装灭菌区和无菌物品的存放区、血液透析中心（室）、其他普通住院病区等。

④Ⅳ类环境包括普通门、急诊及其检查、治疗室，感染性疾病科门诊及病区。

考点 12 无菌物品储存有效期：使用医用无纺布包装的无菌物品，有效期一般为 6 个月；一次性纸塑袋包装的无菌物品，有效期一般 6 个月。

考点 13 干热灭菌时灭菌物品包体积不应超过 10 cm×10 cm×20 cm，油剂、粉剂的厚度不应超过 0.6 cm，凡士林纱布条厚度不应超过 1.3 cm，装载高度不应超过灭菌器内腔高度的 2/3，物品间应留有空隙。

考点 14 对一般物体表面，用 0.1% ~ 0.2%（1 000 ~ 2 000 mg/L）过氧乙酸溶液浸泡 30 min；对耐腐蚀医疗器械的高水平消毒，采用 0.5%(5 000 mg/L) 过氧乙酸溶液冲洗作用 10 min。

考点 15 外科手消毒要求先洗手、后消毒。不同病人手术之间、手套破损或手被污染时，应重新进行外科手消毒。

考点 16 当医务人员在不同病人之间操作时一定要换手套，换手套也不能代替洗手。

考点 17 对经空气传播疾病的隔离预防（飞沫核≤ 5 μm，如结核、水痘、麻疹）：

①每个房间都要进行适当通风，有条件的可使用负压病房，并遵守负压病房建筑布局与隔离的相关要求。

②进入室内的工作人员应戴医用防护口罩。

③患者活动需被限制在病房内。

考点 18 对经飞沫传播疾病的隔离预防（飞沫核不小于 5 μm，如细菌性脑膜炎、白喉、呼吸道合胞病毒感染等）：

①进入室内的工作人员应戴外科口罩。

②无条件时，同种疾病患者可同住一室。

③限制传染患者的活动范围，如患者离开病房，应戴外科口罩。

考点 19 对经接触传播疾病的隔离预防：

①尽可能单人单间，或同种疾病患者住一间。

②限制患者的活动范围，减少转运。

③限制探视人员。

考点 20 抗菌药物的疗程：

①急性感染：体温恢复正常，症状消失后续用 2 ～ 3 d，体质好的、病程不易迁延者，病情基本控制后 1 ～ 3 d 即可停药。

②败血症：病情好转，体温正常 7 ～ 10 d 再停药。

考点 21 下呼吸道医院感染的病原学诊断：

①经筛选的痰液，连续两次分离到相同病原体。

②痰细菌定量培养分离病原菌数不小于 10^6 cfu/mL。

③血培养或并发胸腔积液者的胸液分离到病原体。

④经纤维支气管镜或人工气道吸引采集的下呼吸道分泌物病原菌数不小于 10^5 cfu/mL；经支气管肺泡灌洗分离到的病原菌数不小于 10^4 cfu/mL；或经防污染标本刷、防污染支气管肺泡灌洗采集的下呼吸道分泌物分离到病原菌，而原有慢性阻塞性肺病包括支气管扩张者病原菌数必须不小于 10^3 cfu/mL。

⑤痰或下呼吸道采样标本中分离到通常非呼吸道定植的细菌或其他特殊病原体。

⑥免疫血清学、组织病理学的病原学诊断证据。

考点 22 严格的洗手和无菌操作是预防血管相关性感染最基本的重要措施。

考点 23 深部手术切口感染：无植入物手术后 30 d 内，有植入物（如人工心脏瓣膜、人造血管、机械心脏、人工关节等）术后 1 年内发生的与手术有关并涉及切口深部软组织（深筋膜和肌肉）的感染。

考点 24 流行性出血热主要病原体为汉坦病毒，主要传染源为老鼠，也可经鼠咬或蚊虫叮咬传播。

考点 25 炭疽的传染源是病畜（羊、牛、马、骡、猪等）和感染的病员。

考点 26 结核菌在阴暗处可存活数月至数年，在干燥痰核、飞沫中可保持传染力 8 ～ 10 d；不耐热，60 ℃作用 15 min，或 70 ℃作用 3 min 可将其杀灭。

考点 27 结核病的传染源主要为排菌的结核病人。可通过呼吸道、消化道等传播，以呼吸道传播最为常见。

考点 28 结核病病人的痰及口鼻分泌物，用纸盒、纸袋盛装后焚烧，或加入等量 1% 过氧乙酸溶液作用 30 ～ 60 min 进行消毒。

护理管理学

考点 1 管理学：是一门系统研究管理过程的普遍规律、基本原理和一般方法的科学。管理学具有广泛性、综合性、实践性的特点。

考点 2 管理的基本特征：

①管理的二重性：a. 自然属性：具有普遍性和共性。b. 社会属性：管理具有其特殊性和个性。

②管理的科学性与艺术性：艺术性是强调管理的实践性。

③管理的普遍性与目的性。

优点：有利于提高经济效益；促使组织员工从物质利益的角度，关注组织目标的实现；促使主管人员减少主观主义和官僚主义的作风，提高行政效果。

缺点：容易导致只顾经济利益，而忽视社会利益的倾向。

考点 3 法律方法是通过制定和实施法律、法令、条规进行管理的方法。

考点 4 思想教育方法是管理过程的中心环节，是按照人的思想、行为活动的规律进行教育，运用沟通、宣传、说服、鼓励等方式来预防问题、及时发现问题、解决问题。

考点 5 社会心理学方法：指运用社会学、心理学知识，按群体和个人社会心理活动特点及其规律进行管理的方法。

考点 6 管理的职能是指管理的职责和功能，是管理者在管理活动中应当承担的职责和任务。

①计划职能是管理的首要职能，其中心任务是确定组织的目标和实现目标的具体方案。

②组织职能是管理的重要职能。组织工作的主要内容是：a. 设计组织结构；b. 明确相应的职责、任务和权力；c. 建立健全各项规章制度等。

③人员管理：是管理的核心职能。

④领导职能：用手段和方法对个人、集体施加影响力。

⑤控制职能：是管理过程的关键职能，贯穿于活动的始终。

考点 7 护理管理的特点：广泛性、综合性、独特性。

考点 8 泰勒首次提出科学管理的概念，1911 年出版《科学管理原理》一书，被公认为“科学管理之父”。

考点 9 法国人法约尔 1925 年出版了《工业管理与一般管理》一书，后人把他称为“管理过程之父”。

考点 10 韦伯提出了“理想的行政组织体系”理论，代表作为《社会组织与经济组织理论》。

考点 11 20 世纪 30 年代梅奥等人在西方电气公司进行了“霍桑试验”。他发现决定工作效率最重要的是人际关系和安全感，1933 年出版了《工业文明中的人的问题》，提出了人际关系学说。其主要内容：①人是“社会人”，不仅仅是“经济人”，其工作态度受多种因素的影响；②劳动效率主要取决于职工的积极性，取决于人际关系；③职工中的非正式小群体更能影响职工的情绪，甚至左右职工的行为；④科学的领导者应善于和职工沟通与倾听。

考点 12 麦格雷戈提出了人性理论——X 理论与 Y 理论。X 理论认为人是懒惰的，不喜欢工作，在严密监督下才能有效地工作。而 Y 理论认为人是喜欢工作的，是负责的，能够自我控制和管理。

考点 13 梅奥首先提出了以人为本的管理思想。人本原理的前提是：人不是单纯的“经济人”，而是具有多种需要的复杂的“社会人”，管理者要注意满足其自我实现的需求。

考点 14 人本原理的原则：

①能级原则：建立合理稳定的能级结构；对不同的能级主体应授予不同的权力，使其完成不同的职责；对不同能级的主体应给予与之相应的岗位。

②动力原则：动力包括物质动力、精神动力、信息。物质动力是指物质待遇及经济效益。精神动力主要有理想、道德、信念、荣誉。信息包括消息、情报、指令等。

③参与管理原则。

考点 15 动态原理与原则：

①动态原理：动态原理认为管理是一个动态过程，是管理人员与被管理人员共同达到既定目标的活动过程。

②弹性原则：弹性原则是指在动态管理中必须留有充分的余地，以便及时调整，实现预期的目标。

考点 16 效益原理与原则：

①效益原理：是指管理者在任何系统的管理中，都要注意讲究实效。

②价值原则：是指管理过程中各个环节、各项工作都要围绕以提高效益为中心，科学地、有效地使用人、财、物和时间。

考点 17 按计划的规模划分：

①战略性计划：指着眼于组织整体目标和方向的计划。

②战术性计划：指针对组织内部具体工作问题，在较小范围内和较短时间内实施的计划，如护理仪器设备的维护计划等。

考点 18 按计划的表现形式划分：目的或任务、目标、策略、政策、规程、规则、规划、预算。

考点 19 计划工作的原则：系统性原则、重点原则、创新原则、弹性原则、可考核性原则。

考点 20 ABC 时间管理法：由莱金提出，人们应该将其各阶段目标分为 A、B、C 三个等级。A 级为最重要且必须完成的目标，B 级为较重要很想完成的目标，C 级为不太重要可暂时搁置的目标。

考点 21 四象限时间管理法：按照重要性和紧迫性把事情分成两个维度，一方面是按重要性排序，另一方面是按紧迫性排序，然后把所有事情纳入四个象限，按照四个象限的顺序灵活而有序地安排工作。

考点 22 时间管理的策略：

①消耗时间的计划化、标准化及定量化。

②充分利用自己的最佳工作时间。

③保持时间利用的连续性。

④学会授权。

⑤学会拒绝。

⑥善于利用助手。

考点 23 决策是指组织或个人为了解决当前或未来可能发生的问题，从确定行动目标到拟定、论证、选择和实施方案的整个活动过程。

考点 24 决策的类型：

①按决策的重要性划分：

战略决策：指与确定组织发展方向和长远目标有关的重大问题的决策，具有全局性、长期性与战略性，解决的是“干什么”的问题。

战术决策：为完成战略决策所规定的目标而制订的组织在未来一段较短的时间内的具体的行动方案，解决的是“如何做”的问题。

②按决策的重复性划分：

程序化决策：又称常规决策，是指对经常出现的活动的决策。

非程序化决策：又称非常规决策，一般指涉及面广、偶然性大、不定因素多、无先例可循、无既定程序可依的决策。

③按决策条件的确定性划分：可分为确定型决策、不确定型决策，以及风险型决策。

④根据决策的主体不同划分：可分为个人决策与团体决策。

考点 25 团体决策是指由两个人以上的群体完成决策的方式，其方法有：

序号	内容	类型
1	又称思维共振法，是为了克服障碍，产生创造性方案的一种简单方法。原则是鼓励一切有创见的思想，禁止任何批评	头脑风暴法
2	是指参加集体决策的成员面对面地接触，全部意见提出来之前，成员之间不进行讨论，所有方案都提出之后，再进行讨论，直到达成一致意见	名义集体
3	又称专家意见法，该法要求参加决策的成员都是专家或内行	德尔菲法
4	是利用现代计算机技术改善群体决策的一种方法	电子会议法

考点 26 组织设计的原则：①目标统一的原则；②分工协作的原则；③有效管理幅度的原则；④最少层次的原则：从高层领导到基层领导，以 2 ～ 4 个层次为宜；⑤责权一致的原则；⑥集权与分权相结合的原则；⑦稳定性与适应性相结合的原则。

考点 27 临床护理组织方式：

序号	内容	类型
1	也称为特别护理或专人护理，是由一名护理人员在其当班期间承担一名病人所需要的全部护理。其组织形式是一对一的关系，主要用于 ICU、冠心病监护治疗病房（CCU）及危重、大手术后的病人，由于病情复杂、严重，需护士 24 h 进行观察、护理	个案护理
2	是以工作为中心的护理方式，护士长按照护理工作的内容分配护理人员，每 1 ～ 2 名护士负责其中一个特定任务，各班护士相互配合共同完成病人所需的全部护理，护士长监督所有工作	功能制护理
3	是将护理人员分成若干小组，每组有一位管理能力和业务能力较强的护士任组长，在组长的策划和组员的参与下，为一组病人提供护理服务	小组护理
4	强调以病人为中心，由一位责任护士运用护理程序的工作方法，对其所管病人从入院到出院提供连续的、全面的、整体的护理工作	责任制护理
5	集小组护理和责任制护理的优点于一体，由一组护理人员（主管护师、护师、护士等）应用护理程序的工作方法，共同完成对一组病人的护理工作	综合护理

考点 28 人力资源管理基本原则：职务要求明确原则、责权利一致原则、公平竞争原则、用人之长原则、系统管理原则。

考点 29 排班的方法：

序号	类型	内容	备注
1	单人三班制	每班只安排一名护士，早、晚配备帮班，主要适用于病人数量和危重程度变化不大、夜班工作量较少的病区	每日三班制排班法

续表

序号	类型	内容	备注
2	双人三班制	每班安排 2 位护士，主要适用于危重病人多、护理工作量大、专科性强（如心血管内科、神经内科、脑外科等）的病区	—
3	将一日的 24 h 分为两个基本班次，按白班、夜班排班，主要适用于重症监护病房、急诊室等		每日二班制排班法

考点 30 领导作风理论：

①专权型：又叫命令型、权威型、独裁型领导方式，是指领导者个人决定一切，布置下属执行。其特点是：权力定位于领导者，很少听取下属的意见。

②民主参与型：是指领导者发动下属讨论，共同商量，集思广益，然后决策，要求每个人各尽所能，各施其长，分工合作。

③自由放任型：是指领导者给予每个成员高度的自主权，只对下属提出工作目标，但对下属完成任务的各个阶段的活动不加干涉，除非下属要求，不做主动的指导。

考点 31 领导生命周期理论又称情景领导理论，它认为最有效的领导风格应随着员工“成熟度”的变化而变化。领导的行为应按下列程序逐步推移：高工作与低关系→高工作与高关系→低工作与高关系一低工作与低关系。根据下属的成熟度，工作行为与领导行为构成了 4 个阶段。

考点 32 领导生命周期的 4 个阶段：

序号	内容	类型
1	领导者为不成熟的下属安排指令性工作，并加以指导、督促、检查	高工作低关系
2	领导者对初步成熟的下属给予说明、指导和检查；除安排工作外，还必须重视对下属的信任和尊重，增加关系行为的分量	高工作高关系
3	领导者对比较成熟的下属，要与其共同决策，采取适当授权、参与管理的方式	低工作高关系
4	领导者对成熟的下属，采取高度信任、充分授权，提供极少的指导与支持，使下属人尽其才，才尽其用	低工作低关系

考点 33 授权的原则：视能授权、合理合法（大权集中，小权分散）、监督控制、权责对等。

考点 34 激励 - 保健理论：简称双因素理论，由弗雷德里克·赫茨伯格提出。他提出影响人们行为的因素主要有两类：保健因素和激励因素。

①保健因素：是指与人们不满情绪有关的因素，是属于工作环境或工作关系方面的，如组织的政策、人际关系、工作条件等。但这类因素并不能对员工起激励作用，只能起到保持人的积极性，维持工作现状的作用，又称为“维持因素”。

②激励因素：是指与人们的满意情绪有关的因素，是属于工作本身或工作内容方面的。

考点 35 强化理论：由美国的斯金纳提出，该理论认为，人们为了达到某种目的，都会采取一定的行为，这种行为将作用于环境。根据强化的目的，强化分为正强化（肯定、表扬、晋升等）和负强化（批评、处分、降级等）两种。

考点 36 正强化和负强化都有激励作用，但应以正强化为主，负强化为辅，才会收到更好的效果。

考点 37 期望理论由美国的维克多·弗隆姆于 1964 年提出。该理论认为，某一活动对某人的激励力取决于他所能得到的成果的全部期望价值与他认为达到该成果的期望概率。用公式表示为：$M=V\times E$（M 表示激励力量，V 表示目标效价，E 表示期望值）。

考点 38 沟通障碍的原因主要包括 3 个方面：

序号	类型	内容
1	发送者的障碍	①目的不明；②表达模糊；③选择失误；④言行不当
2	接收者的障碍	①过度加工；②知觉偏差；③心理障碍；④思想观念上的差异
3	沟通通道的障碍	①选择不适当的沟通渠道；②几种媒介互相冲突；③沟通渠道过长；④不合理的组织结构

考点 39 有效沟通应遵循以下五个原则：①目的明确和事先计划原则；②信息明确的原则；③及时的原则；④合理使用非正式沟通的原则；⑤组织

结构完整性的原则(不能越级管理)。

考点 40 有效沟通的方法：①创造良好的沟通环境。②学会有效地聆听。③强化沟通能力，关键点在于。一是传达有效信息，二是上下言行一致，三是提高组织信任度。④增强语言文字的感染力。⑤“韧”性沟通。⑥重视沟通细节的处理。

考点 41 训导的技巧：

①以平等、客观、严肃的态度对待下属。

②具体指明问题所在。

③批评对事不对人，不要损害下属的尊严和人格。

④允许下属表达自己对问题的看法和理解。

⑤控制讨论：实施训导时，违规者会利用一切机会为自己开脱或干扰训导。因此，当下属从自己角度出发陈述事实时，必须进行控制。

⑥对今后如何防范错误提出建议，达成共识。

⑦对于反复发生的错误，逐步加重处罚。

考点 42 冲突是由于某种差异引起的对立双方在资源匮乏时出现阻挠行为，并被感觉到的矛盾。含义：①必须有对立的两个方面，缺一不可；②为取得有限的资源而发生的阻挠行为；③只有当问题被感觉时，才构成真正的冲突。

考点 43 处理冲突的传统方法：

序号	类型	内容
1	协商	当发生冲突时，由双方派出代表通过协商的办法解决
2	妥协	当协商不能解决问题时，寻找仲裁人，仲裁人采取妥协的办法，让每一方都得到部分的满足
3	第三方仲裁	由权威人士仲裁，靠法规来解决，或者由冲突双方的共同上级来裁决，要求双方按“下级服从上级”的原则执行裁决
4	推延	冲突的双方都不寻求解决的办法，拖延时间
5	不予理睬	这是“推延”办法的变种，这种不予理睬的办法不但不能解决问题，有时还会使冲突加剧

续表

序号	类型	内容
6	和平共处	冲突各方采取求同存异、和平共处的方式，避免把意见分歧公开化
7	压制冲突	可收效于一时，但并没有消除冲突的根源
8	转移目标	引进一个外部竞争者，使冲突双方的注意力转向外部的竞争者
9	教育	如通过讨论冲突的得失，开诚布公地与双方加以沟通和讨论，使双方了解冲突所带来的后果

考点 44 控制：监视各项活动以保证它们按计划进行并纠正各种重要偏差的过程。

考点 45 控制的重要性：

①在执行组织计划中的保障作用：控制可以对计划进行监测，发现偏差时进行纠正，或修正计划、目标，或制订新的控制标准。

②在管理职能中的关键作用：有效的管理有 5 个职能（计划、组织、人员配备、领导、控制），它们构成一个相对封闭的循环。

考点 46 依据纠正偏差措施的作用环节不同，控制可分为前馈控制、同期控制和反馈控制。

序号	类型	内容
1	前馈控制	又称预先控制，是面向未来的控制，是计划实施前采取预防措施防止问题的发生，而不是在实施中出现问题后的补救。如急救物品完好率、常规器械消毒灭菌合格率、护理人员的素质等均属此类控制
2	同期控制	又称为过程控制、环节质量控制，其纠正措施是在计划执行的过程中。护理管理者通过现场监督检查、指导和控制下属人员的活动，对执行计划的各个环节质量进行控制，当发现不符合标准的偏差时立即采取纠正措施
3	反馈控制	又称后馈控制、结果质量控制，这类控制作用发生在行动之后。主要将工作结果与控制标准相比较，对出现的偏差进行纠正，防止偏差的继续发展或再度发生

考点 47 控制的基本过程：建立标准、衡量绩效、纠正偏差（是控制的关键）。

考点 48 控制的基本方法：

①预算控制：是指通过预算列表的方式，把计划用条理化的数字表现出来。

②质量控制：质量控制的基础是各类质量标准。常用的方法有分组法、排列图法、因果分析图法等。

③进度控制：进度控制就是对生产和工作的进程在时间上进行控制。

④目标控制：把总目标分解成不同层次的分目标，并确定他们的考核标准，输入被控系统，然后把被控系统的执行结果与预期的目标及标准进行对照检查，以发现问题，采取纠偏措施。

考点 49 质量管理：是对确定和达到质量要求所必需的全部职能和活动的管理。可分为基础质量管理、环节质量管理、终末质量管理。

考点 50 标准化主要有以下几种表现形式：统一化、规格化、系列化、规范化。

考点 51 PDCA 管理循环就是按照计划（plan）、执行（do）、检查（check）、处理（action）4 个阶段来进行质量管理，并循环不止进行下去的一种管理工作程序，由美国质量管理专家戴明提出，又称戴明循环。

考点 52 PDCA 循环管理的特点：大环套小环，互相促进、阶梯式运行，每转动一周就提高一步。

考点 53 QUACERS 模式即质量保证、成本效益、危机管理和员工需要模式，该模式重视护理质量管理的 4 个方面，并确保均衡发展。

考点 54 医疗事故分级：

序号	内容	类型
1	造成病人死亡、重度残疾的	一级医疗事故
2	造成病人中度残疾、器官组织损伤，导致严重功能障碍的	二级医疗事故
3	造成病人轻度残疾、器官组织损伤，导致一般功能障碍的	三级医疗事故
4	造成病人明显人身损害的其他后果的	四级医疗事故

考点 55 常见的护理缺陷：

序号	内容	类型
1	药物名称、剂量查对失误。例如，不认真查对，将治疗单上的小数点或零看错，造成病人因用药剂量过大而中毒，甚至死亡	违反护理规范、常规
2	盲目执行医嘱：执行医嘱前没进行查对，或查对后由于专业知识有限未发现错误，盲目执行有问题的医嘱	执行医嘱不当
3	护士责任心不强。例如，不按时巡视病房，病人病情变化时未能及时发现，延误抢救，造成严重后果等	工作不认真，缺乏责任感
4	①抢救设备、药品管理不善，贻误抢救时机，如抢救设备、药物不齐全，影响抢救；药盒标签与内装药不符，造成用药错误等 ②护理人员法律知识缺乏、法律责任意识不强，如未履行告知、保密等义务等造成护患纠纷	护理管理不善造成的缺陷

考点 56 临床护理活动的质量评价：

序号	内容	类型
1	即要素质量评价，主要着眼于评价执行护理工作的基本条件，包括组织机构、设施、仪器设备以及护理人员素质等	基础质量评价
2	常用评价指标：①护理技术操作合格率；②基础护理合格率；③特护、一级护理合格率；④各种护理表格书写合格率；⑤一人一针一管执行率；⑥常规器械消毒灭菌合格率	环节质量评价
3	是评价护理活动的最终效果，指每个病人最后的护理结果或成批病人的护理结果质量评价	终末质量评价（护理结果评价）

中医学

考点 1 中医学的基本概念:

要点	内容
整体观念	人体是一个有机的整体，在结构上不可分割，在功能上相互协调、相互作用，在病理上也相互影响
辨证论治	辨证，就是将四诊（望、闻、问、切）所收集的资料、症状和体征，通过分析、综合，辨清疾病的原因、性质、部位和邪正之间的关系，概括、判断为某种证辨证是确定治疗方法的前提和依据，论治是辨证的目的

考点 2 中医基础理论:

（一）阴阳五行学说

要点		内容
整体观念	五行是指金、木、水、火、土 5 种物质及其运动变化	
基本内容	相生	是指这一事物对另一事物具有促进、助长和滋生的作用。 金生水，水生木，木生火，火生土，土生金
	相克	是指这一事物对另一事物的生长和功能具有抑制和制约的作用。 金克木，木克土，土克水，水克火，火克金
	相乘	是指五行中的某一行对其所胜一行的过度克制。 木乘土，土乘水，水乘火，火乘金，金乘木
	相侮	是指五行中的某一行对其所不胜一行的反向克制，又称“反侮”。 木侮金，金侮火，火侮水，水侮土，土侮木

（二）藏象

要点	内容
五脏与六腑之间的关系	五脏与六腑为表里关系。阳为表，阴为里；脏为阴，腑为阳
五脏	化生和贮藏精气，包括心、肝、脾、肺、肾

续表

要点		内容
五脏	生理功能	①心：一主血脉，二主神志。开窍于舌，其华在面。心与小肠相表里 ②肝：主疏泄；主藏血；主筋；开窍于目，其华在爪。肝与胆相表里 ③脾：主运化；主统血；主肌肉和四肢；开窍于口，其华在唇。脾与胃相表里 ④肺：主气；司呼吸；主宣发肃降；通调水道；主皮毛，开窍于鼻。肺与大肠相表里 ⑤肾：主藏精；主人体的发育与生殖；主水液；主纳气；主骨，生髓；通于脑，下系二阴，其华在发，开窍于耳。肾与膀胱相表里
六腑	受盛和传化水谷，胆、胃、大肠、小肠、膀胱、三焦称为六腑	
	生理功能	①胆：贮藏与排泄胆汁，并主决断 ②胃：主受纳与腐熟水谷 ③小肠：受盛化物，主泌别清浊 ④大肠：接受小肠下传的糟粕，吸收其中多余的水分，使之成大便排出体外 ⑤膀胱：贮尿和排尿 ⑥三焦：有总司人体的气化作用，为水液代谢的通路

（三）病因与发病

病因：主要有六淫、疫疠、七情、痰饮、劳倦、外伤和虫兽伤等。

要点	内容
六淫	指风、寒、暑、湿、燥、火6种外感病邪的总称。 致病共性：外感性、季节性、环境性、相兼性
疫疠	指一类具有强烈传染性的病邪。 致病特点：发病急骤，病情较重，传染性强，易于流行，症状相似等
七情	指喜、怒、忧、思、悲、恐、惊7种情志变化。七情属于正常的精神活动范围，正常情况下一般不会致病，只有突然、强烈或长期持久的情志刺激，才会导致疾病的发生
痰饮	痰和饮都是水液代谢障碍所形成的产物。稠浊的称为痰，清稀的称为饮

考点 3 中医的四诊：

中医的四诊指的是望、闻、问、切。

考点 4 中医辨证方法（八纲辨证）：

八纲即阴、阳、表、里、寒、热、虚、实 8 个辨证的纲领。

考点 5 中医治病八法：

八法包括汗法、吐法、下法、和法、温法、清法、消法和补法。

要点	内容
汗法	运用发汗的方药，使病人出汗而逐邪外出的方法
吐法	引导病邪或有害物质，从口涌吐的方法
下法	用通泻大便的方法，排除蓄积
和法	用和解的方法
温法	祛除寒邪和补益元阳的方法
清法	治疗热证，有清热保津、除烦解渴的作用
消法	消散、消导、破消，具有渐消缓散、破坚消积的作用
补法	补益人体阴阳气血之不足或脏腑虚损，以增强机体功能

考点 6 中药：

（一）中药的性能

又称药性，是以人体为观察对象，根据用药后的机体反应归纳出来的，对中药作用的基本性质、特征的高度概括。

（二）药性理论

药性理论是中药理论的核心，主要包括四气、五味、归经、升降浮沉、毒性等。

四气和五味的含义：

①四气：又称“四性”，是指药物具有的寒、热、温、凉四种不同药性，反映药物在影响人体阴阳盛衰、寒热变化方面的作用倾向。

②五味：是指酸、苦、甘、辛、咸五种味道。

（三）汤剂的煎法

要点	内容
煎药用具	砂锅最常用，不锈钢锅、搪瓷锅、玻璃烧杯也可采用，忌用铁锅
煎药前浸泡	煎药前温水浸泡 30 min 至 1 h 为宜
煎药时加水要适量	第一煎加水至超过药面 3 ～ 5 cm 为宜 第二煎加水至超过药面 2 ～ 3 cm 为宜
煎药用火	通常遵循“先武后文”的原则
煎药时间	①一般药：第一煎于沸后煮 30 min，第二煎于沸后煮 25 min ②解表药：第一煎于沸后煮 20 min，第二煎于沸后煮 15 min ③滋补药：第一煎于沸后煮 60 min，第二煎于沸后煮 50 min

考点 7 气的概念：

中医的气是指：构成人体和维持人体生命活动的最基本物质。

考点 8 灸法适应证和禁忌证：

(1)适应证：湿寒较重、经络不通等疾病。

(2)禁忌证：实热、热毒较重等病症。

考点 9 拔罐法的适应证和禁忌证：

类型	内容
适应证	①疼痛：用于风湿痹痛、急慢性疼痛 ②上火：咽喉肿痛、大便秘结、口舌生疮等 ③外感疾病：感冒咳嗽、消化不良等 ④皮肤疾病：痤疮、带状疱疹、丹毒等 ⑤其他：失眠、更年期综合征、减肥等
禁忌证	①体质虚弱：自身因素、疾病因素导致的体质虚弱 ②心血管疾病：拔罐使心脏受到刺激，致血压不稳定 ③皮损：致皮肤症状加重、感染、溃疡等 ④其他：经期、妊娠期女性。空腹、饱餐等

考点 10 耳穴埋籽的适应证和禁忌证：

类型	内容
适应证	①疼痛病；②炎症性疾病；③功能紊乱病症；④过敏与变态反应；⑤内分泌代谢疾病；⑥传染性疾病；⑦慢性疾病
禁忌证	①心脏病 ②慢性疾病伴高度贫血、血友病 ③6 周至 3 个月的孕妇、习惯性流产患者 ④外耳疾患，如溃疡、湿疹等

考点 11 敷药法的适应证和禁忌证：

类型	内容
适应证	适用于外科的疖、痈、疽、疔疮、流注、跌打损伤、肠痈等病。内科的哮喘、肺痈、高血压等病也适用此法。应用时应针对不同的病症选择用药。
禁忌证	①皮肤破损处忌用 ②皮肤病患者及过敏体质者慎用 ③肿疡溃后一般不用敷药

考点 12 敷中药湿热敷的适应证和禁忌证：

分类	内容
适应证	①局部血液循环不畅，出现皮肤温度降低的时候 ②肢体无菌性炎症，热敷可缓解炎症 ③闭合性创伤，能够促进血液循环，缓解疼痛
禁忌证	①冻伤，热敷会致血管损伤加重 ②开放性创伤，热敷会加重出血症状

考点 13 阴阳学说的基本内容：

相互关系	含义	示例
对立制约	指阴阳相反、相互制约的关系。目的在于维持阴阳之间的协调平衡	热者寒之，寒者热之；阴平阳秘
互根互用	指阴阳具有相互依存、相互为用的关系。原因在于阴阳始终处于统一体之中	阴中求阳、阳中求阴；阴损及阳，阳损及阴。无阳则阴无以生，无阴则阳无以化

续表

相互关系	含义	示例
消长平衡	指在一定的限度内，阴阳的消减与增加，保持着动态平衡。意义在于维持阴阳双方相对的、动态的平衡状态	阴胜则阳病，阳胜则阴病
相互转化	指在一定的条件下，阴或阳可以各自向其相反方向转化的质变形式。阴阳互藏互根是阴阳转化的内在根据，阴阳消长是发生转化的前提	寒极生热，热极生寒；寒甚则热，热甚则寒；重阴必阳，重阳必阴

考点 14 阴阳学说的临床应用：

疾病	病因	证	治疗原则	
阴阳偏盛	阳盛	实热证	寒凉药以制其阳，治热以寒	热者寒之
	阴盛	实寒证	温热药以制其阴，治寒以热	寒者热之
阴阳偏衰	阴虚	虚热证	“壮水之主，以制阳光”	阳病治阴
	阳虚	虚寒证	“益火之源，以消阴翳”	阴病治阳

考点 15 五行的特性：

木曰曲直；火曰炎上；土曰稼穑；金曰从革；水曰润下。

考点 16 五脏之间的关系：

脏	五脏之间的关系
心与肺	气与血的相互协调
心与脾	血液的生成和运行
心与肝	血液与神志方面的依存与协同
心与肾	心肾阴阳水火既济与心血肾精之间的依存
肺与脾	气的生成和津液的输布代谢
肺与肝	调节人体气机升降
肺与肾	津液代谢、呼吸运动、阴液互滋
肝与脾	饮食物的消化和血液生成、贮藏及运行
肝与肾	精血同源、藏泄互用、阴阳互资
脾与肾	先天后天相辅相成和津液代谢

考点 17 气的生理功能：

作用	内容
推动作用	对人体生长发育、各脏腑组织器官的功能活动、血液的循行、津液的生成输布和排泄等，均能发挥激发和推动作用
温煦作用	温煦和调节人体体温的恒定；保证各脏腑组织器官、经络等正常的生理活动；血和津液保持液态在体内运行
防御作用	①护卫肌表，防止外邪侵入；②与侵入体内的各种邪气进行斗争
固摄作用	①防止精液、血液、汗液、尿液、唾液、胃液、肠液等物质无故流失；②维持脏腑器官位置的稳定
气化作用	精、气、血、津液等精微物质的新陈代谢及相互转化
营养作用	对脏腑、经络、形体、官窍等具有营养作用

考点 18 气的分类与分布：

类型	定义	分布
元气	是人体最基本、最重要的气，是人体生命活动的原动力	元气根于肾，通过三焦而流行于全身，内至脏腑，外达肌肤腠理
宗气	积于胸中之气，由肺吸入的清气和脾胃运化产生的水谷精气相互结合而成	宗气在胸中集聚之处，称为“气海”“膻中”
营气	由水谷精气中的精华部分所化生，属阴，又称“荣气”“营阴”	营气运行于全身血脉之中
卫气	由水谷精气中性质彪悍、运行滑利、反应迅速的部分所化生，属阳，又称“卫阳”	卫气行于脉外，可运行于皮肤、肌肉之间，布散于全身内外上下

考点 19 血的概念：

血是循行于脉中，流布于全身，富有营养和滋润作用的红色液态物质，是构成人体和维持人体生命活动的基本物质之一。

考点 20 津液的概念：

津液，是人体一切正常水液的总称，包括各脏腑组织器官的内在体液及其正常的分泌物，如胃液、肠液和涕、泪等。津液也是构成人体和维持人体生命活动的基本物质之一。

考点 21 表里辨证：

表里辨证——辨别病变部位和病势趋向。

类型	含义	临床表现	辨证要点
表证	病位较浅，在皮毛、肌肤，六淫之邪从皮毛、口鼻侵入人体的初期阶段	发热恶寒，或恶风，舌苔薄白，脉浮；兼见头身疼痛、鼻塞、咳嗽等	起病急，病程短，有发热恶寒并见
里证	病位较深，在脏腑、气血、骨髓等	凡非表证的一切证候皆属里证	无新起发热恶寒并见

考点 22 寒热辨证：

寒热辨证——辨别疾病的性质。

类型	含义	临床表现	辨证要点
寒证	感受寒邪，表现为阳虚阴盛、机体的功能活动衰减	恶寒喜暖，口淡不渴，面色苍白，肢冷蜷卧，小便清长，大便溏稀，舌淡苔白而润滑，脉迟或紧	以寒为主，功能活动减退
热证	阳热之邪亢盛，表现为机体的功能活动亢进	发热喜凉，口渴饮冷，面红目赤，烦躁不宁，小便短赤，大便燥结，舌红苔黄而干燥，脉数	以热为主，功能活动亢进

考点 23 寒热证护理要点：

(1) 注意保暖，避免受寒，避免接触冷水等冷物。

(2) 饮食宜温热，避免食用生冷、寒凉食物。

(3) 可选用艾灸、热敷等中医理疗方法进行调理。

考点 24 虚实辨证：

虚实辨证——辨别疾病的邪正盛衰。

类型	含义	临床表现	辨证要点
虚证	正气不足（气血阴阳）	如面色苍白或萎黄，精神萎靡，身疲乏力，心悸气短，形寒肢冷或五心烦热，自汗盗汗，大便滑脱，小便失禁，舌上少苔无苔，脉虚无力等	症状表现为不足、虚弱
实证	邪气过盛（六淫、七情、痰饮、瘀血等）	如发热，腹胀痛拒按，胸闷烦躁甚至神昏谵语，呼吸喘粗，痰涎壅盛，大便秘结，小便不利，脉实有力，舌苔厚腻等	症状表现为有余、亢盛

考点 25 虚实辨证护理要点：

（1）增加营养，多食用富含蛋白质、维生素等的食品。

（2）避免过度劳累，注意休息。

（3）针对不同的虚实证候，采用相应的中医理疗方法进行调理。

考点 26 阴阳辨证：

阴阳辨证——八纲辨证的总纲。

类型	含义	临床表现	辨证要点
阴虚	形体消瘦，口燥咽干，眩晕失眠，五心烦热，潮热盗汗，舌红少苔，脉细数	急躁易怒，头痛眩晕，耳鸣，眼干畏光或肢体麻木，面色潮红，舌红，少津	症状表现为不足、虚弱
阳虚	神疲乏力，少气懒言，蜷卧嗜睡，畏寒肢冷，口淡不渴，尿清便溏或尿少肿胀，面白舌淡	恶寒肢冷，腰背酸软，男性阳痿、早泄，女性经少、性欲低下	症状表现为不足、虚弱

考点 27 阴阳失调护理要点：

（1）保持室内安静，避免噪音干扰，保持情绪稳定。

（2）注意饮食调理，避免食用辛辣、油腻食物，多食用清淡、易消化、营养丰富的食品。

（3）根据患者情况适当进行按摩、针灸等中医理疗，以调节阴阳平衡。

做好笔记